德国经典少儿百科全书（彩绘版）

人体知识讲什么？

［德］乌特·弗里森（Ute Friesen） 著

张 淼 译

东 方 出 版 社

图书在版编目（CIP）数据

人体知识讲什么？/（德）弗里森 著；张淼 译.—北京：东方出版社，2012.9
（德国经典少儿百科全书：彩绘版）
ISBN 978-7-5060-5384-6

Ⅰ.①人…　Ⅱ.①弗…②张…　Ⅲ.①人体—少儿读物　Ⅳ.①R32-49

中国版本图书馆CIP数据核字（2012）第226789号

Published in its Original Edition with the title
Mein Körper: Mein buntes Kinderwissen ab 5 Jahren
by Schwager und Steinlein Verlagsgesellschaft mbH
Copyright © Schwager und Steinlein Verlagsgesellschaft mbH
This edition arranged by Himmer Winco
© for the Chinese edition: Oriental People's Publishing & Media Co., Ltd.

人体知识讲什么？
〔RENTI ZHISHI JIANG SHENME?〕

作　　者：[德]乌特·弗里森
译　　者：张　淼
责任编辑：黄　娟　唐　华
出　　版：东方出版社
发　　行：人民东方出版传媒有限公司
地　　址：北京市东城区朝阳门内大街166号
邮政编码：100706
印　　刷：天津泰宇印务有限公司
版　　次：2013年1月第1版
印　　次：2019年5月第3次印刷
开　　本：889毫米×1194毫米　1/20
印　　张：6.4
字　　数：22千字
书　　号：ISBN 978-7-5060-5384-6
定　　价：38.00元

人体的进化

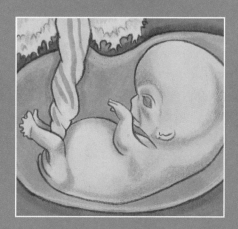

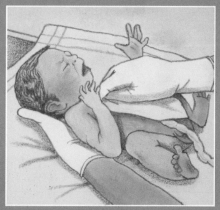

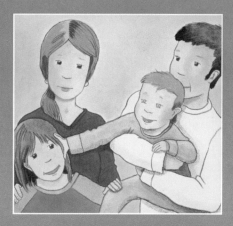

人各不同

地球上有近 60 亿的人口，却没有两个完全相同的人。每个人的外表和性格都是独一无二的。

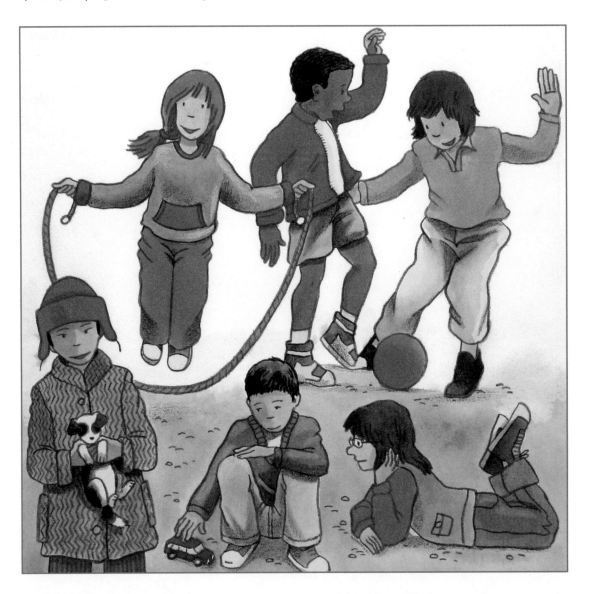

你和其他小朋友不同的地方不仅仅体现在眼睛的颜色、耳朵的形状或者头顶的发旋儿这些外在表现上，你说话、思考或者笑的方式同样使你有别于其他孩子。

警察在犯罪现场采集指纹，把它同犯罪嫌疑人的指纹相对比，用这种方式可以确定罪犯。

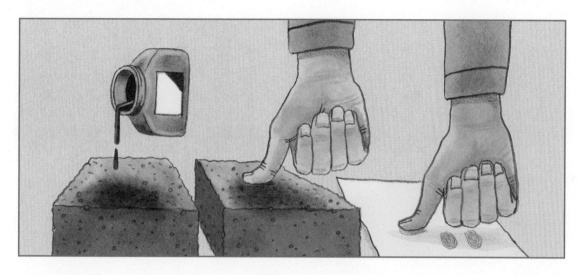

采集指纹时，首先要将海绵或厚布料用可溶墨水浸湿，然后用大拇指沾一下"印台"，最后再将大拇指按到纸上。

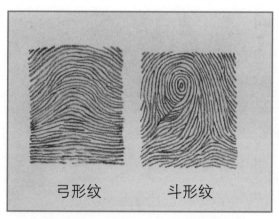

弓形纹　　　斗形纹

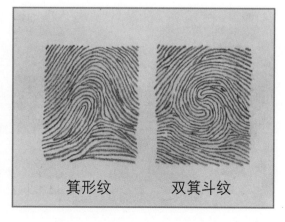

箕形纹　　　双箕斗纹

虽然指纹有几种固定的类型，但每种类型各不相同，纹线的形状也有很大差异。

如果你是警察，你能发现上图中两个指纹之间的不同之处吗?

肢体语言

一般情况下，你会使用言语和其他人交流，同样你也可以运用身体动作表达自己的意思，我们称这种语言为肢体语言。

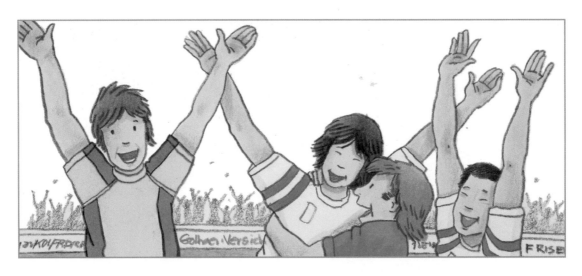

人们喜欢用动作表达他们内心的喜悦。在球场上你可以看到不同的庆功动作，有的球员相互热烈的拥抱，有的球员会欢欣雀跃地跳上一段桑巴舞，还有的球员会高兴得连翻几个跟头。

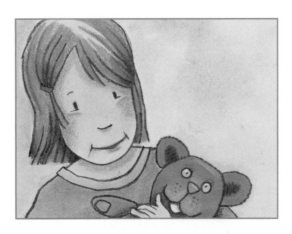

微笑是人们与生俱来表达喜悦的方式，所有人感到快乐的时候都会微笑，大家都是这样的。

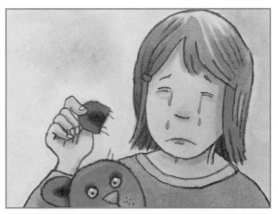

如果你哭了，表示你很悲伤。所有人伤心难过的时候都会哭，这也是与生俱来的。

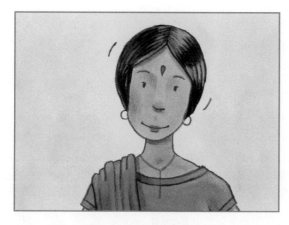

并不是所有的肢体动作表达的都是同一个意思，大多数地区点头表示"是"，而在印度则是摇头代表"是"。

当你想告诉别人你几岁的时候，会掰手指计数，西方人习惯向外掰手指数数，而亚洲人通常向内掰。

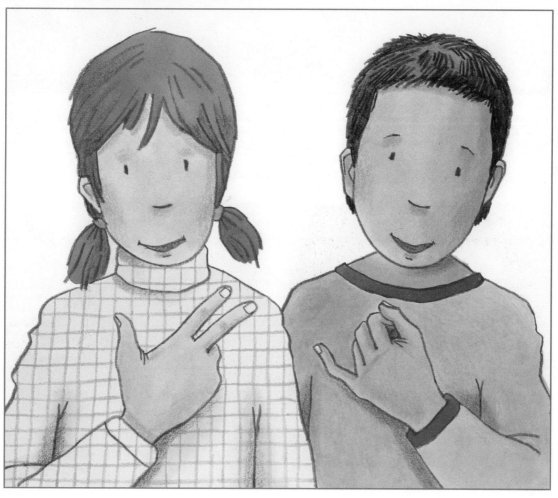

美的典范

也许你希望用一头卷发来取代顺滑的黑发，那么意大利女人会十分乐意与你交换的。同样一个事物，并不是所有人都认为它美。

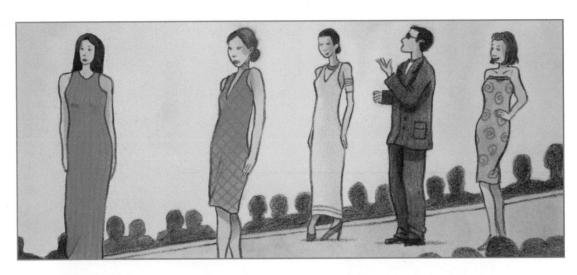

许多小朋友希望自己看上去像明星一样，通过杂志和电视，我们培养了自己的审美特点。但其实明星上台亮相前都会仔细打理自己的发型与妆容。日常生活中的明星绝对不会如此引人注目。

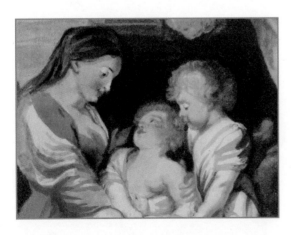

现如今，人们都以瘦为美。但我们可以从古代艺术品中发现，过去的人曾经以胖为美。

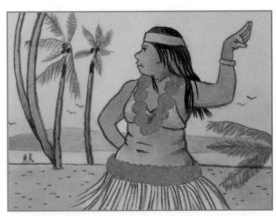

在波利尼西亚，体形丰满的人随处可见。那里的人同情身材消瘦的人，他们认为瘦人的生活都很贫困。

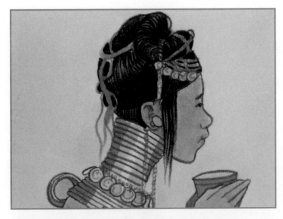

缅甸的女人为了美，会一个一个地套入金属项圈将脖子拉长。

很久以前，位于日本北部的阿伊努女人为了美会在脸上纹胡须。

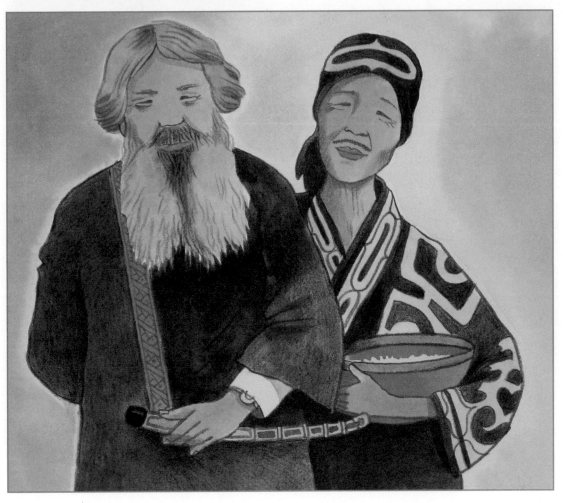

你身体自身的免疫系统可以抵抗多种病菌，其实如果人们身上一点细菌也没有并不好。尽管如此，讲卫生还是非常重要的。

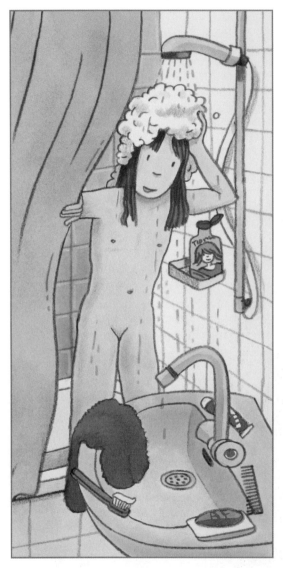

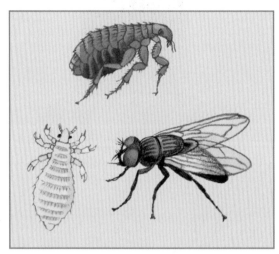

虱子一般寄生在不干净的毛发里，跳蚤喜欢藏身在不通风的被褥里，而苍蝇更喜欢食物的残渣。

你应该至少每周沐浴一次，每天刷牙三遍。

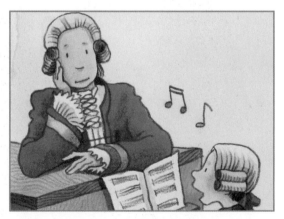

300 年前，欧洲的国王和贵族是不洗澡的。他们习惯头戴假发，而且每天都要往假发上扑粉。

自从饮用水得到了净化，垃圾装运和排水工程使街道变得干净整洁了之后，欧洲就再也没出现过麻风、瘟疫和霍乱等疾病。

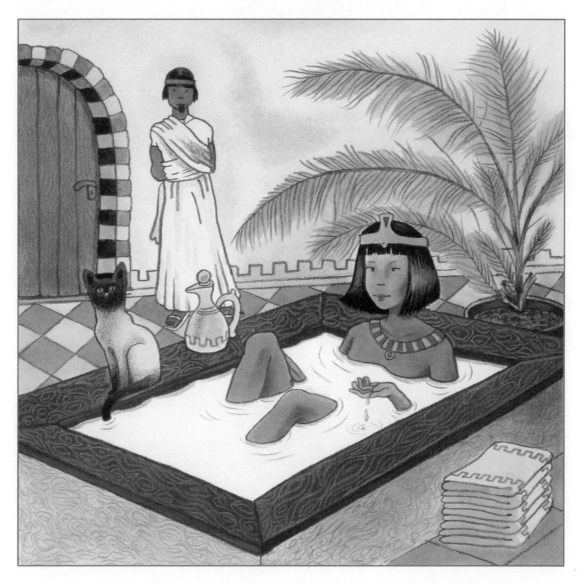

埃及女王克丽奥佩特拉也许外貌并不美丽，但却才华横溢、极具魅力。传说她为了呵护肌肤，每天都要用驴奶泡澡。

男性

地球上的男女数量基本持平，大部分动植物也分为两性。

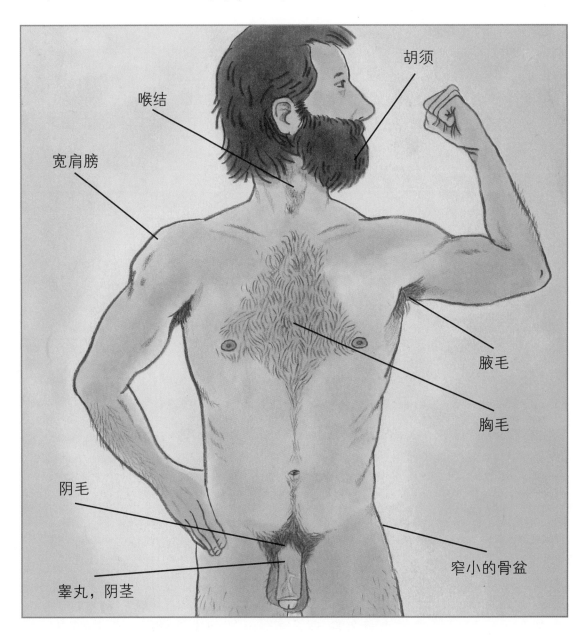

男性肩膀宽厚而骨盆窄小，他们的声音比女性低沉，喉结也更加突出，部分生殖器官位于体外。但并不是所有男性的胸前都长有体毛。

在 100 多年前，家庭角色的工作分配很明确：母亲在家中照顾子女，父亲外出挣钱养家。

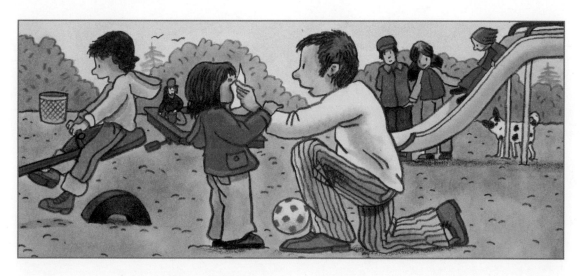

在今天，父母共同照顾和教育子女，越来越多的父亲会在孩子刚刚出生的时候休产假，或者父母轮流休产假照顾宝宝。他们不想只在周末或者晚上才能看到孩子。

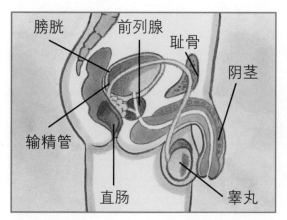

阴茎和睾丸是男孩子特有的性器官，但只有成年后他们才具有生育的能力。

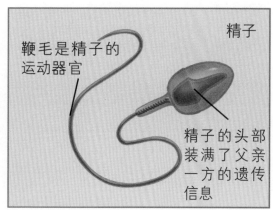

在性交过程中，男性睾丸内的精子通过阴茎成功到达女性的阴道中。

11

女性

和男性不同，女性可以生孩子。她们的身体已经为此做好了准备。怀孕并不是生病。

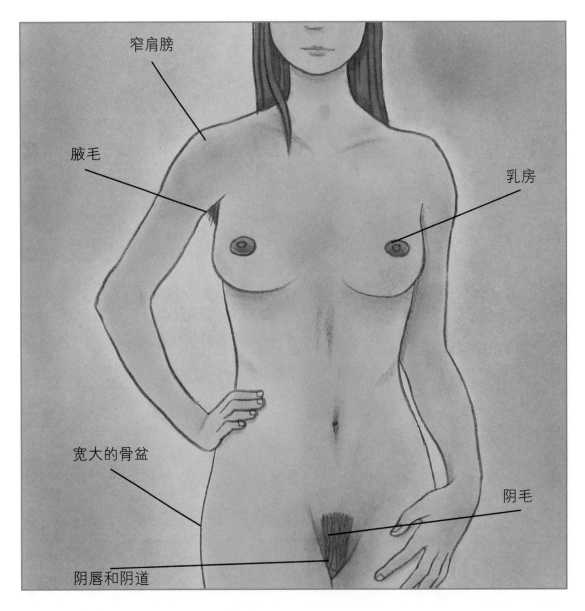

女性比男性的骨盆宽大而肩膀窄小。哺乳期间，母亲乳房的乳腺会分泌乳汁哺育婴儿。

某些工作，女性从业人数要比男性多很多。比如疗养院、幼儿园和小学校，这些地方大多数员工是女性。

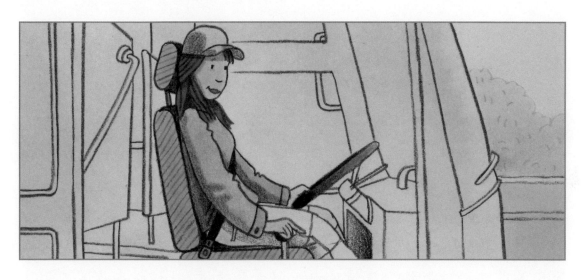

如今，一些女性也同样从事之前只有男性可以从事的行业，比如成为女公交车司机、女飞行员、女土木工程师、女消防队员、女经理或者女政客等。参加高考的女性数量也要比男性数量多。

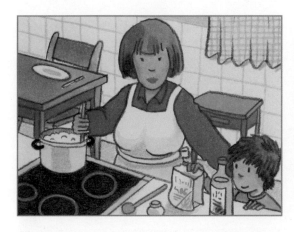

在今天，也有一些女性负责在家照顾孩子、操持家务。

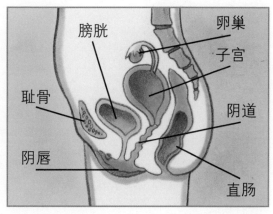

女性生殖器官隐藏在身体里，阴唇起着保护阴道的作用。

激情和性行为

陷入热恋中的你会有怦然心动的感觉，每一次碰触都会使你感到兴奋，你会一天到晚期盼着对方的来电。你会感觉很幸福。

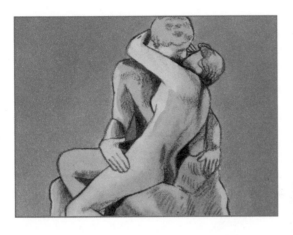

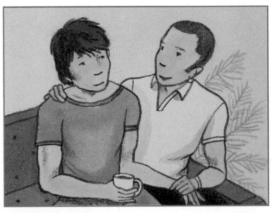

恋人之间的亲吻是充满感情的，他们的嘴唇和舌尖饱含深情地相互碰触。

大多数男人喜欢女人，也有一些男人喜欢男人，这种人是同性恋。

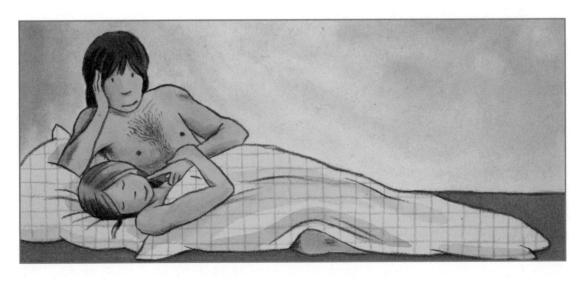

陷入爱河中的人非常享受性爱的过程，他们甜蜜地感受着来自另一具身体的爱抚与温存。

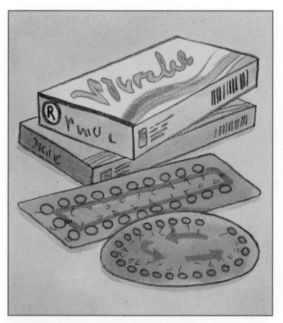

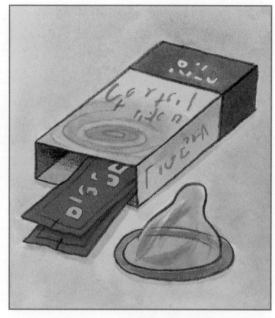

在性交结束后女性可能会怀孕，口服避孕药可以避免这一状况发生。

许多男人会使用避孕套，避孕套可以防止疾病和意外怀孕。

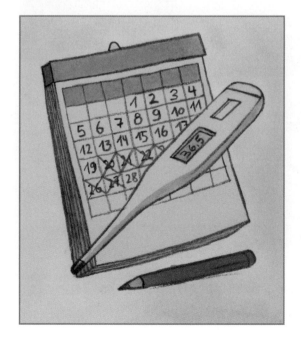

想要孩子的夫妻会推算出排卵期并在这几天进行性交。

为此女性需要检查阴道粘液并每天测量体温。

卵细胞的受精和分裂

当男性的精子使女性的卵细胞通过受精成为一个受精卵后，就会慢慢生长发育成一个小生命。肉眼是看不见受精卵的。

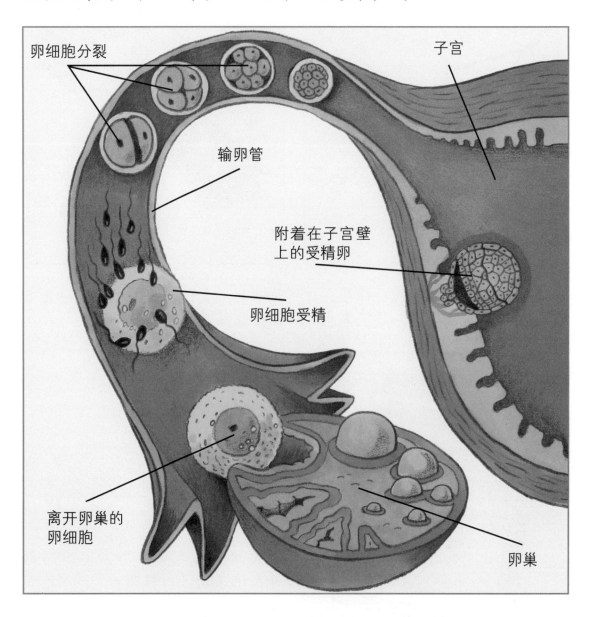

卵细胞分裂

子宫

输卵管

附着在子宫壁上的受精卵

卵细胞受精

离开卵巢的卵细胞

卵巢

女性的卵巢每个月都会有一个卵细胞成熟，它经由输卵管到达子宫内，与精子结合受精后附着在子宫壁的粘膜上。

精子在显微镜下看起来像只小蝌蚪，在性交过程中男性将精子射入女性的体内。

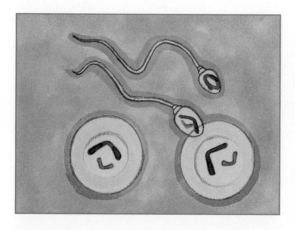

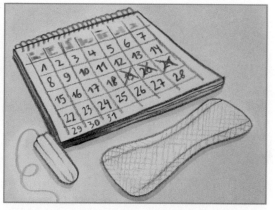

精子们一起奋力向卵细胞游去，游得最快的胜利者，才有资格钻入卵细胞中。

如果子宫内没有卵细胞附着其上，那么大约28天后，子宫内膜脱落并伴随出血，也就是女性的月经。

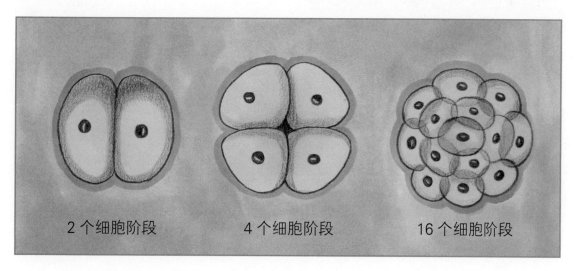

一旦精子钻入卵细胞中，卵细胞就会因为受精而不断分裂，直到它看上去像个覆盆子为止：细胞会一变二，二变四，四变十六。

双胞胎

通常情况下，怀孕的妈妈肚子里只有一个胎儿，但有时胎儿也会和其他兄弟姐妹共享妈妈的肚子。

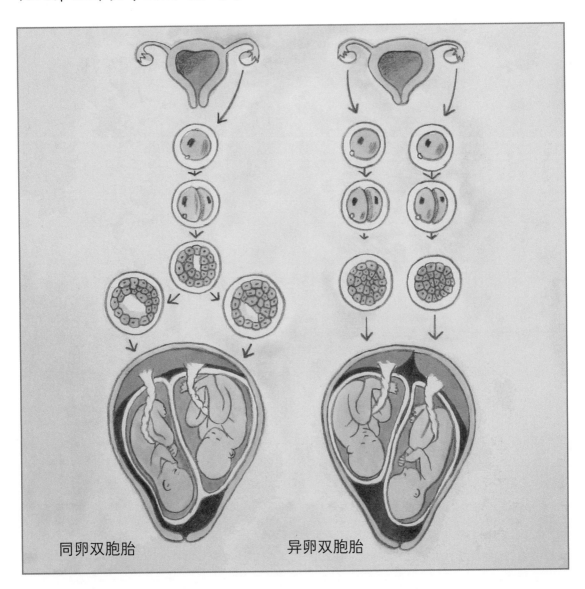

同卵双胞胎　　　　　　　异卵双胞胎

同卵双胞胎由一个卵细胞发育而成，这个卵细胞与唯一的一个精子结合后受精。同卵双胞胎具有相同的遗传信息。而异卵双胞胎则是由两个不同的卵细胞发育而成。

有些同卵双胞胎出生后并不在同一个环境中长大，尽管如此，他们的行为还是有着惊人的相似之处，人们认为这些都是天生的特征。

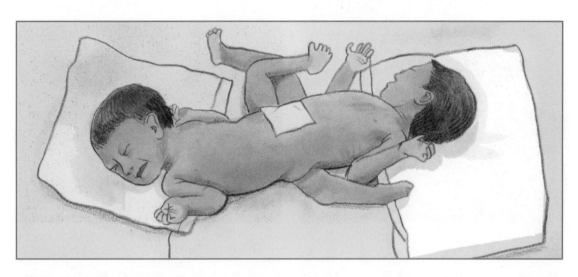

暹罗双胞胎的身体是连在一起的，两个人一同长大。只有在全身重要器官都拥有双份的前提下，人们才能将两人成功分离。世界上还有已婚的暹罗双胞胎。

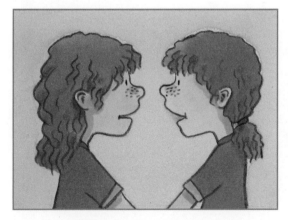

同卵双胞胎有着同样的性别，外表看上去十分相似。

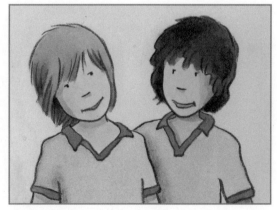

异卵双胞胎的性别并不一定相同，他们看上去和其他的兄弟姐妹一样，并无过多的相似之处。

遗传

孩子细胞内的所有遗传信息来自父亲一方的精子和母亲一方的卵细胞，这种遗传信息的载体叫做基因。

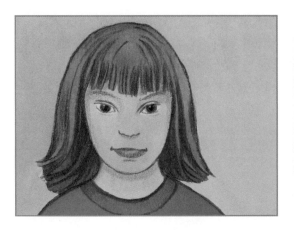

身患 21 - 三体综合征的孩子体内有一种染色体数量过多，染色体中即包含基因。

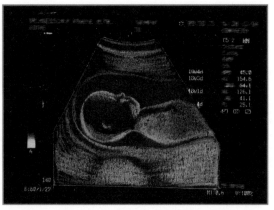

超声波是将人们听不见的声音发射到人体内，通过反射波来获取图像。

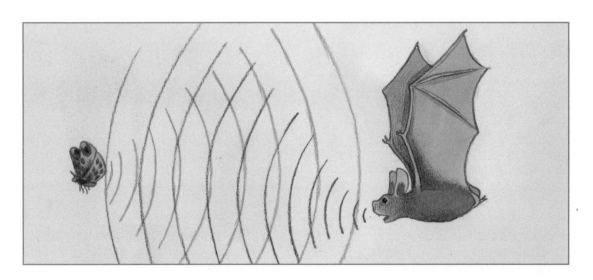

怀孕期间，医生可以通过超声波检查来确定胎儿是否健康，超声波原理同蝙蝠在探测蝴蝶方位时所用的回声定位系统十分相似。

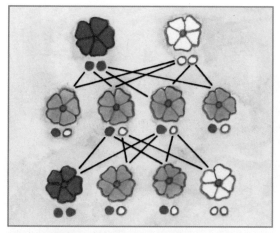

红白相间的茉莉花后代有四分之一红色的可能性和四分之一白色的可能性。

如果父母的眼睛都是棕色，那么孩子眼睛的颜色不是蓝色的就是棕色的。

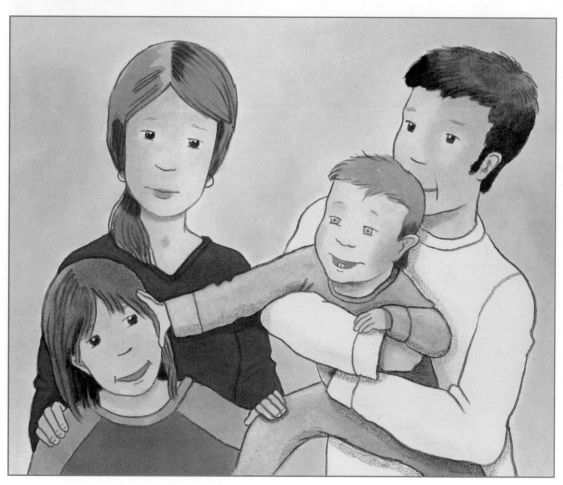

胚胎和胎儿的发育

通常女性的孕期要持续 267 天。比如说一位母亲的生产日期是 5 月 18 日，那么说明她的怀孕日期则是去年的 8 月下旬。

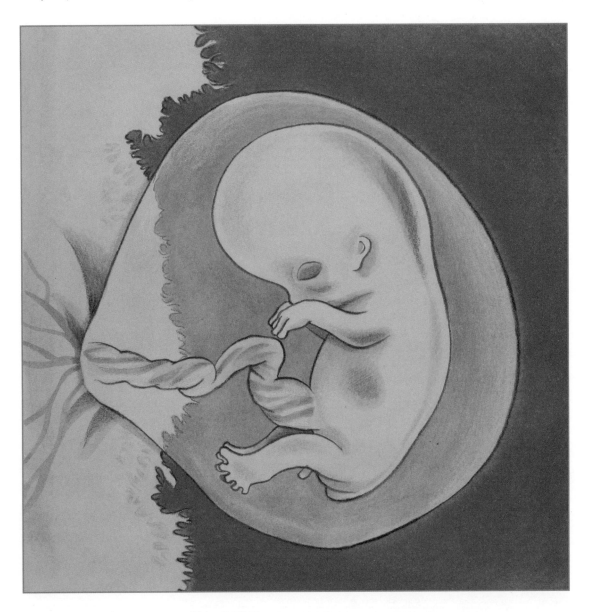

怀孕的前 8 周，还在发育中的个体叫做胚胎，之后被称为胎儿。胚胎大约长 3 厘米、重 3 克，这时人们已经可以辨认出宝宝的四肢了。

胎儿位于充满羊水的胎膜囊内，通过脐带与胎盘相连。

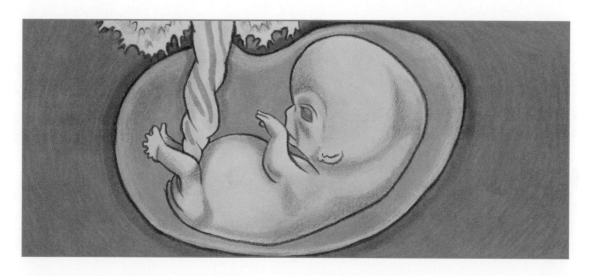

胎盘为发育中的孩子提供营养，因为孩子在母体内吃不到食物。成熟的胎盘重达500克，胎盘内血液循环流畅。

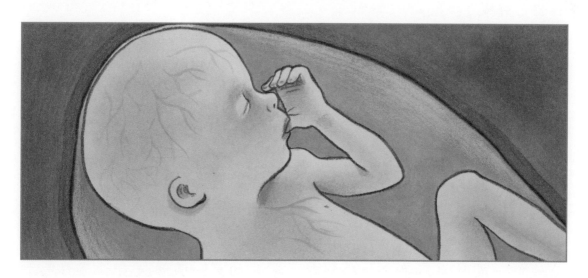

在怀孕四个月的时候，胎儿的重量仅为130克，胎儿的眼睛、耳朵、鼻子和嘴巴清晰可辨，它的手指已经长出了小指甲。

通常，婴儿出生的时候都是头部先出来。婴儿的身体全部出来以后，助产士会把脐带剪断系好，然后把婴儿放在母亲的肚子上。

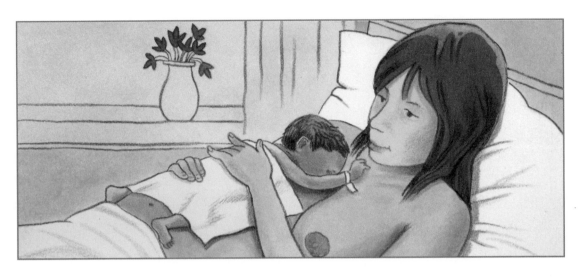

婴儿的第一声啼哭会使他的肺部第一次充满空气。婴儿降生后，父亲和母亲可以近距离仔细地观察新生儿。这时脐带已经被剪断，婴儿能够自己呼吸了。

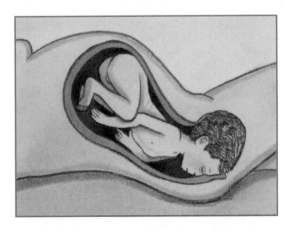

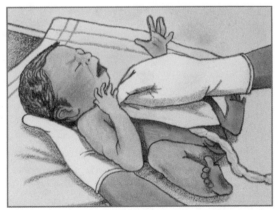

分娩前一段时间，孕妇会感到非常的疼痛。因为这时子宫颈在用力扩张，以便让婴儿顺利地出生。

婴儿的第一声啼哭会让父母感到由衷的开心。

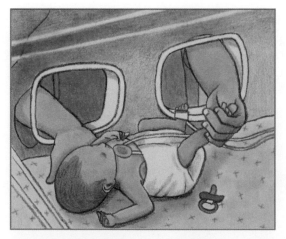

如果婴儿早产，出生后需要先待在保育箱中一段时间，避免他受到寒冷或疾病的折磨。

婴儿出生前在母亲子宫内的姿势是：手臂和腿部交叉叠放，并低着头。

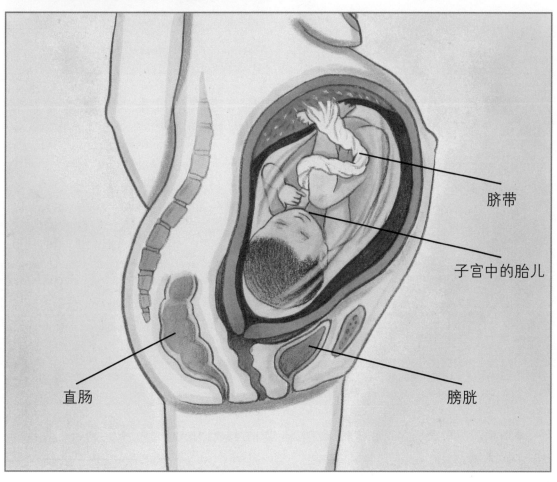

脐带

子宫中的胎儿

直肠

膀胱

孩子的成长

许多动物在出生的那一刻就已经独立了，而人类的孩子在刚生下来一年的时间里还需要父母的精心照顾。

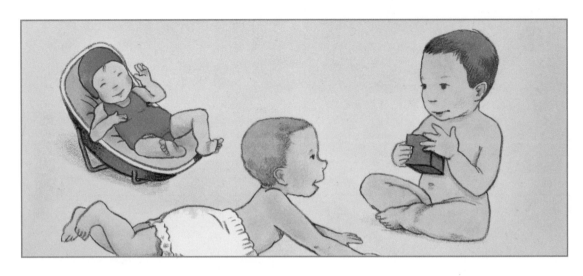

两个月过后婴儿就会笑了；六个月后婴儿可以用双手来支撑身体，抬起头来；九个月大的婴儿可以不需要帮助坐起来。

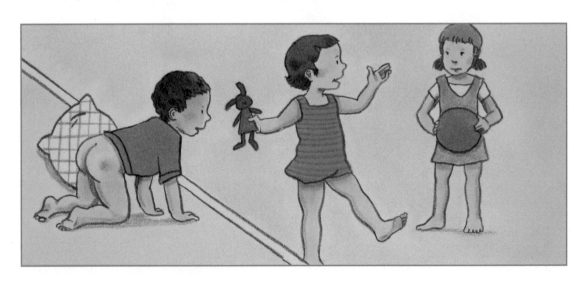

十一个月大的婴儿一般可以手腿并用地匍匐爬行；出生一年后婴儿可以独立走路而无需把扶其他物体，当然他们走得会不太稳当。

小山羊从出生的那一刻起就可以奔跑了，它们很快就拥有了独立生活的能力。而人类在出生多年后才能独立。

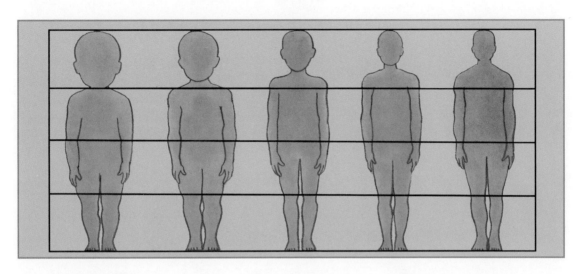

在这幅图中我们可以看到，随着年龄的增长，人类的头部与身体的长短比例是如何变化的。新生儿的头部与身高的比例是 1∶4，几乎是成年人的两倍。

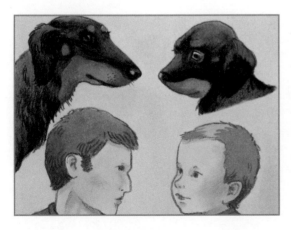

大眼睛、小而翘的鼻子、圆圆的脸蛋这些特征会让人和动物都感觉很亲切。

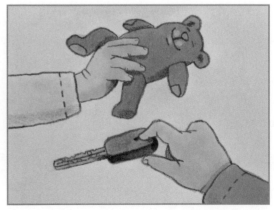

婴儿最初需要用整只手去抓牢物体。从第 10 个月起，婴儿就慢慢会用拇指和食指抓取物体了。

青春期

孩子和成人之间的过渡阶段叫做青春期，这是自身会感到非常困惑的一段时期。女孩的青春期大约从 11 岁开始，男孩的青春期大约从 13 岁开始。

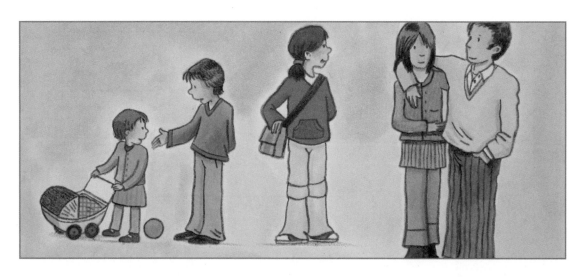

处于青春期的男女身体上都会发生变化。女孩子胸部逐渐隆起，男孩子睾丸和阴茎开始增大。青春期的男孩子会出现首次遗精，女孩子会出现月经初潮。

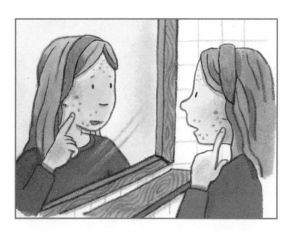

青春期的少男少女大多数会对自己的身体变化不满意，这段时期很多青少年皮肤上还开始长了青春痘。

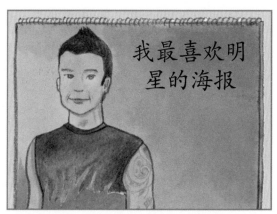

我最喜欢明星的海报

一些青少年爱上身边的某个人之前，一般都会先去"追星"。

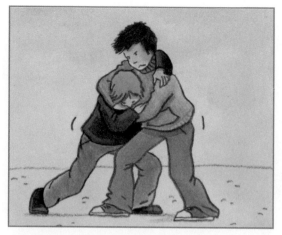

青春期的男女在性格上也会发生变化。青少年经常会感觉自己的想法不能被他人理解，于是当即就冲动起来。

对于青春期的少男少女，父母对他们而言变得不像幼儿期那么重要了，这时同龄的好朋友们才是重要的。

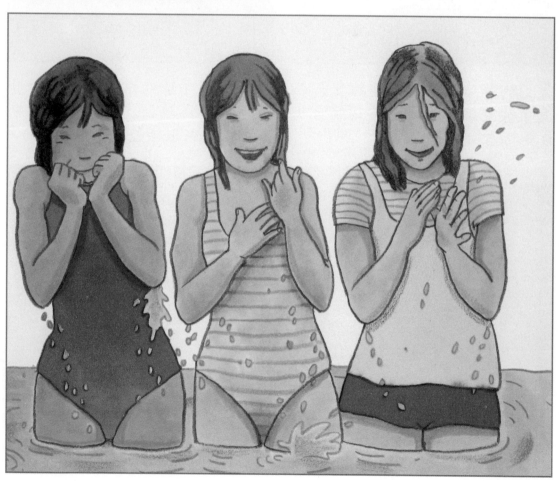

年龄

谈到平均寿命，在现今的德国，男性平均寿命是 77 岁，女性平均寿命是 81 岁。

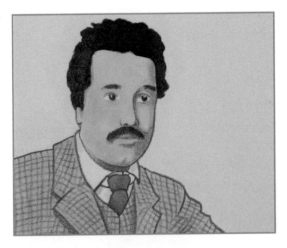

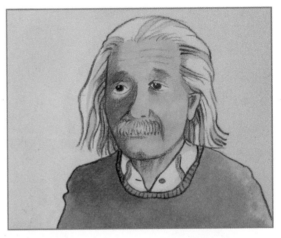

我们的身体会随着时间的变化而发生改变：皮肤上爬满皱纹、头发变得灰白。

男人随着年龄的增长会脱发，骨质也会变得疏松。这两幅图片分别是爱因斯坦年轻和老年时。

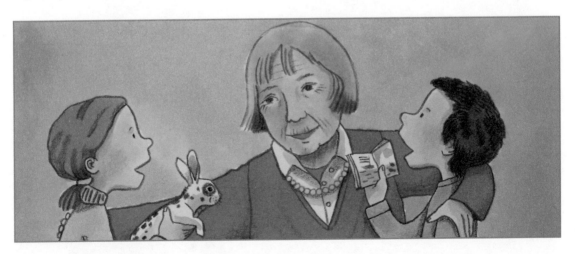

在许多国家的家庭中，祖孙三代会住在一起，祖父母负责在家中照顾孙子孙女。小孩子可以从祖父母那里了解到从前的生活。而在现今的德国，这样的家庭模式越来越少见了。

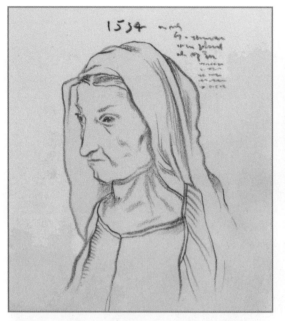

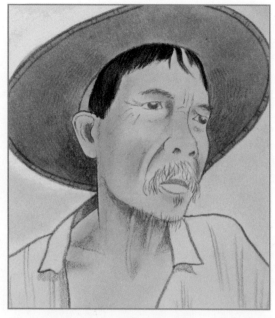

阿尔布雷特·丢勒在1514年画了一幅他母亲的肖像画。当时，他的母亲已经是一位62岁高龄的妇人了。

在亚洲，生活着许多100多岁的长寿老人。在德国也有许多的高龄老人。

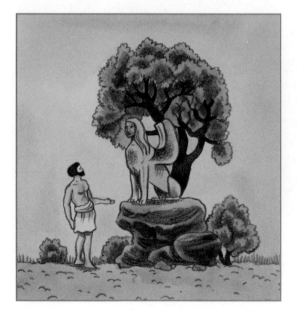

斯芬克斯问俄狄浦斯："什么东西在早晨用四条腿走路，在中午用两条腿走路，在晚上用三条腿走路？"

俄狄浦斯回答道："是人，在婴幼儿时用四肢着地爬行，长大后用两条腿直立行走，老年时则拄着拐棍，看起来像三条腿。"

人类进化

地球上的第一位居民是单细胞生物，之后出现了鱼，接着是陆生动物，大约十万年前出现了人类。

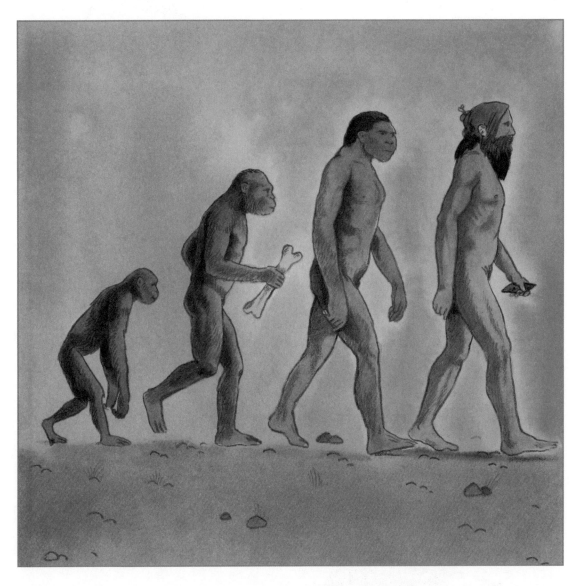

两千万年前，非洲的森林开始退化，于是一些猴子不得不离开森林，去适应土地上的生活。慢慢地原康修尔猿开始学会用后腿直立行走，因为这样可以更好地观察周围的环境。

科学家在挖掘文物时总会不断发现人类祖先的化石，并将这些认识不断加以积累。

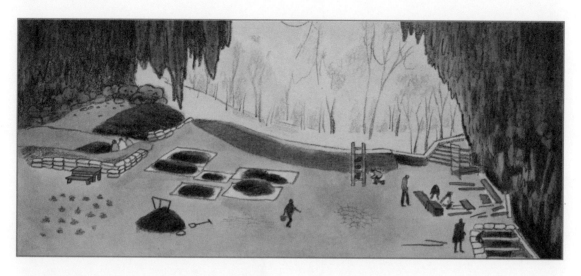

科学家发现的仅仅是猿人的遗骸，但并不能判断出猿人的皮肤、头发和器官是什么样子。因此，图片中所描绘的原始人类的外观也并非真实可信的。

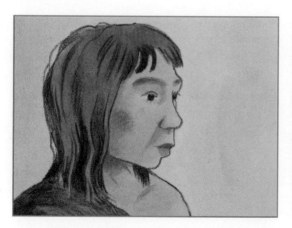

尼安德特人并非是德国人的直系祖先，但尼安德特人的头盖骨是首次在德国被发现的。

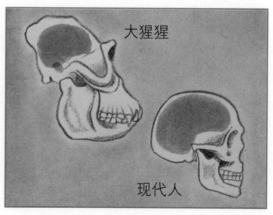

大猩猩

现代人

同大猩猩和早期猿人相比，现代人类的头部更大一些。

死亡

在过去的几个世纪里人们就已经意识到：他们终有一天会死亡。在中世纪，许多人年纪轻轻却死于黑死病。

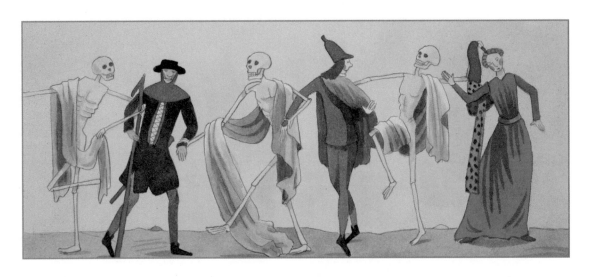

这些油画上跳着舞的活人和死人在提醒人们要做好死亡的准备。人们都希望临死之际亲人能够陪伴在自己身边，并会在死前祈求上帝的宽恕。

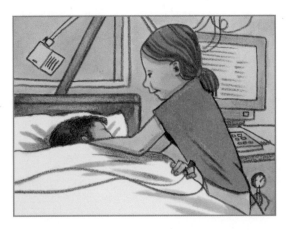

现代社会中，很多人都是在医院里去世的，他们在医院里同病魔抗争，直至生命的最后一刻。

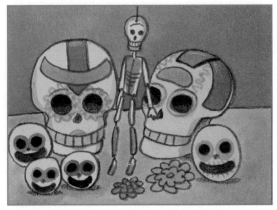

墨西哥人每年都要庆祝万灵节。这个节日都会准备用糖制成的颅骨或骨骼形状的甜品。

身体的构造

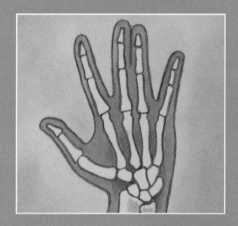

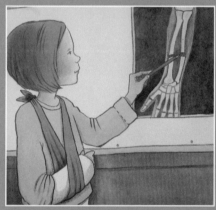

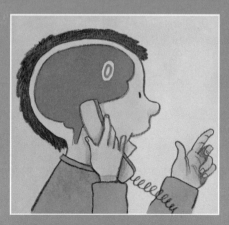

骨骼

昆虫的骨骼是外骨骼，具有保护作用的坚硬外壳骨骼位于昆虫的体外。而鸟、蛇、鱼和一切哺乳动物的骨骼都是内骨骼。

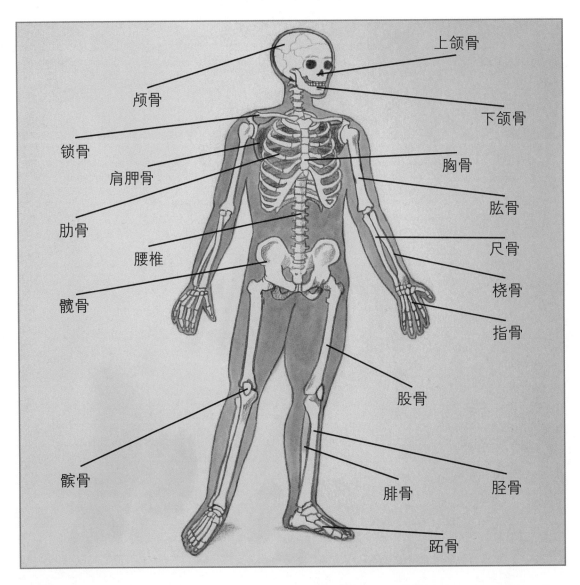

骨骼由骨头组成。骨头很坚硬，但彼此之间并没有牢固地连接在一起。人的背部可以弯曲，也可以伸展，这因为人类的脊柱是由许多单独的椎骨组合而成。

胳臂和腿因为有了关节所以很灵活：关节窝内的髁关节在运动时就像收音机上可以旋转的天线。

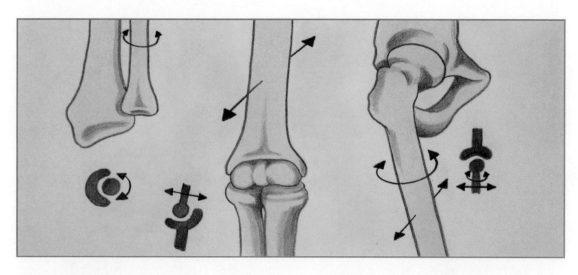

骨端上覆盖着一层软骨，这样可以减少摩擦。关节内骨与骨之间有一层软组织，起润滑作用，同时也使人们在运动时更加灵活。

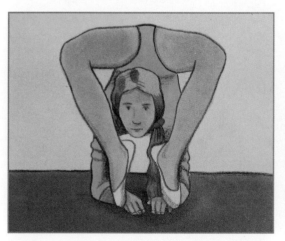

有些人比其他人的身体更加柔软，小孩的身体就比老人的柔软得多。

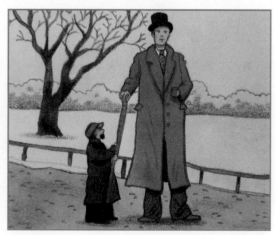

如果有人的身高过高或者过矮的话，十有八九是因为他的甲状腺出现了异常。

骨头

骨头的很大一部分由钙组成。这种关键性的物质可以从牛奶中摄取。因此小孩子应该多喝牛奶。

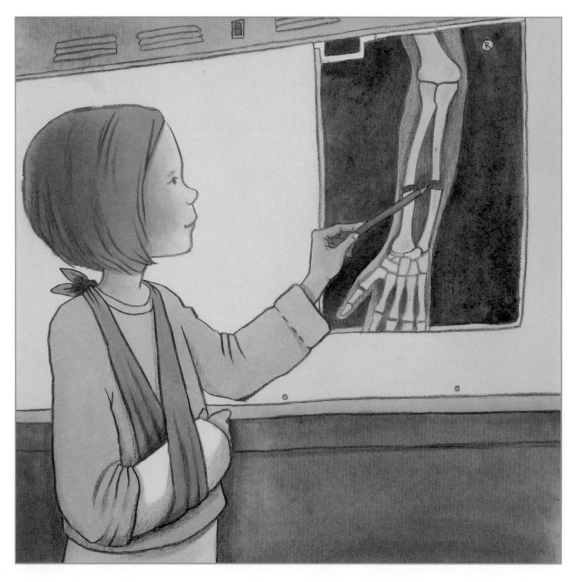

若是从高处跌落，胳臂动不了了，就需要去照 X 光片。通过 X 光片医生可以诊断患者是否骨折。如果骨折的话，就要打石膏，通过静养，等伤口慢慢愈合。

小孩子的骨头小巧灵活，随着年龄的增长，他们的手会慢慢长大，变得更加结实坚硬。

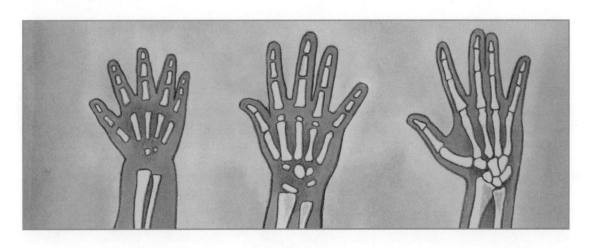

人们可以通过 X 光片看到，相邻的骨头彼此之间的距离是多么的近。医生通过骨头之间的距离可以大致推测出孩子还可以长高几厘米。

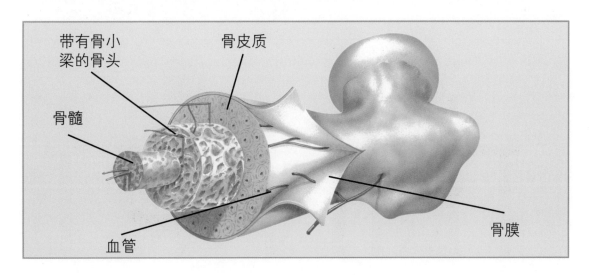

带有骨小梁的骨头

骨皮质

骨髓

血管

骨膜

骨头是有生命的，骨头内部有血管，可以为骨头提供养分。在骨头内部，尤其是在骨膜内部还分布有神经。正因为如此，胫骨被踢的时候才会很疼。

脊柱

有些人坐着的时候习惯向前弯，或向侧弯，这些坐姿会对脊柱造成一定的损伤。因为脊柱本身就极易变得弯曲，不良的坐姿会使脊柱弯曲变形。

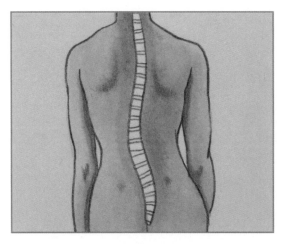

脊柱侧凸是指脊柱向一侧弯曲。仰泳可以帮助你矫正脊柱侧凸。

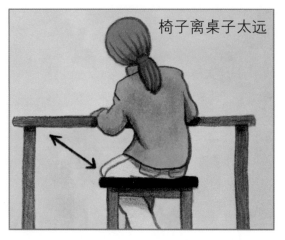

必须调整好椅子和桌子之间的距离，保证你在上身端坐时正好可以够到桌上的所有东西。

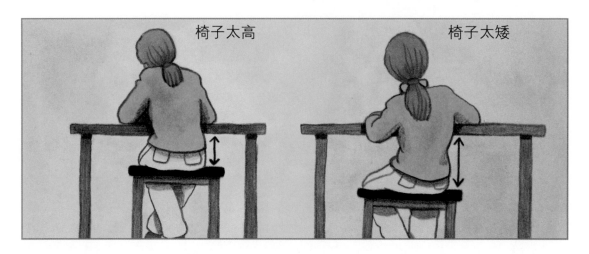

如果你的椅子可以调节高度，那就再好不过了。保证双脚放在地面的同时，膝盖同脚面垂直。更重要的是，你要时不时地站起来舒展一下身体。

脊柱是我们身体的支柱。它由许多单独的椎骨组成,这些椎骨彼此相连,能够自由活动。所以你可以作出弯腰或者转身的动作。

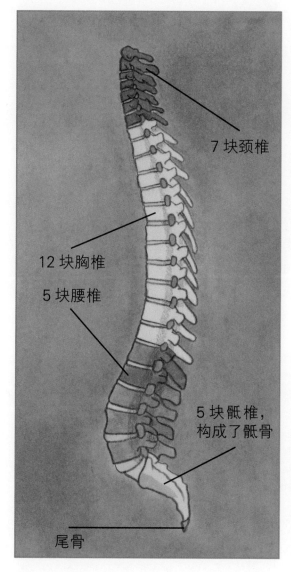

7 块颈椎

12 块胸椎

5 块腰椎

5 块骶椎,构成了骶骨

尾骨

健康的脊柱呈轻微弯曲的形状:腰椎前凸,胸椎后凸。

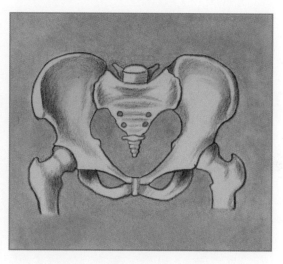

女性的骨盆明显宽于男性。它可以保护女性盆腔内部的重要器官。

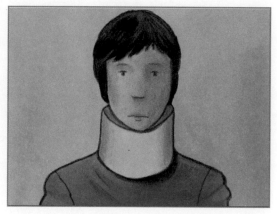

颈椎受伤之后要使用颈托将其固定,以达到静养治疗的目的。

肌肉

肌肉使运动成为了可能。肌肉可以收缩或伸展。被锻炼和使用越频繁的肌肉越有力。

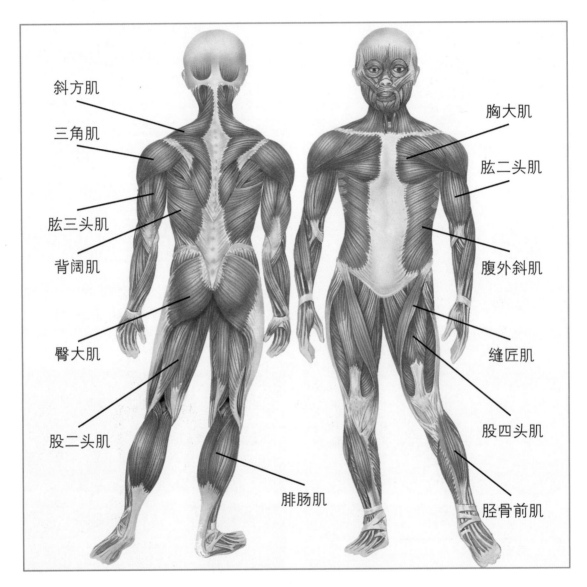

斜方肌

三角肌

肱三头肌

背阔肌

臀大肌

股二头肌

腓肠肌

胸大肌

肱二头肌

腹外斜肌

缝匠肌

股四头肌

胫骨前肌

即使简简单单的一个动作，都需要牵动许多不同位置的肌肉，这些肌肉需要共同协作完成各种动作。如果你的脸上没有肌肉，那么你就做不出伸舌头的动作。

骨髓肌能够在躯体神经支配下收缩或舒张，进行随意运动。人们可以通过大脑对其控制。而平滑肌的收缩是无意识的。

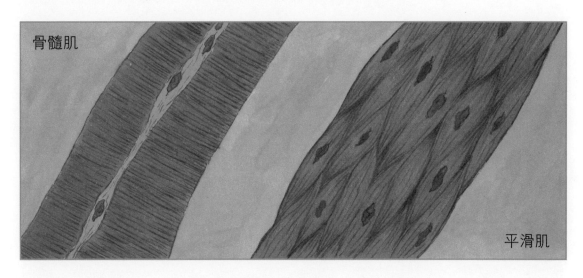

骨髓肌

平滑肌

肌肉由纤维构成。大多数纤维在显微镜下都成横纹状。平滑肌分布在肠壁或血管处。它们不受人的意志控制。

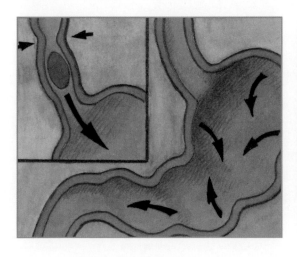

位于食道和肠道的括约肌通过收缩来使食物继续蠕动。

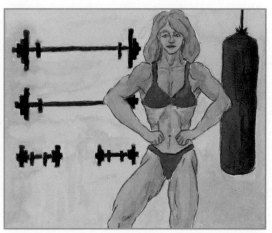

拳击和定期举重可以锻炼肌肉的强度，使其更有力。

运动

现在闭上眼睛，试着用食指去寻找你的鼻子。对极了！你的食指很清楚地知道它该朝哪个方向摸索。

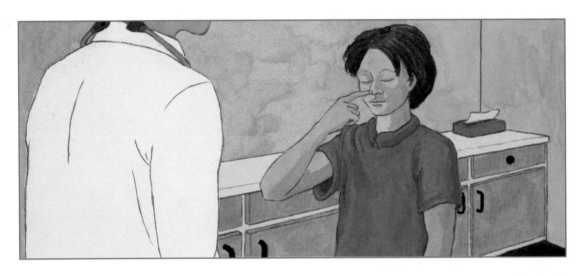

即使闭上眼睛，我们大脑也不断被告知手和脚的位置。当然，在眼睛的协助下我们的食指会更容易碰到鼻子。

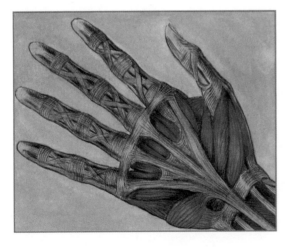

肌纤维并没有直接生长在骨头上，肌腱是连接二者的纽带。

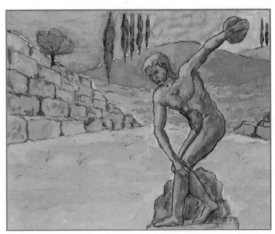

为了尽可能远的投掷铁饼，大脑和肌肉的良好合作必不可少。

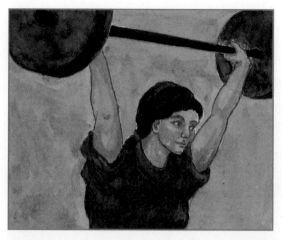

托举太重的物体对身体没有好处，如果将重物分两次拿，每次少拿一些会更好。

屈肘时，肱二头肌收缩，肱三头肌舒张。伸肘时，肱三头肌收缩，肱二头肌舒张。

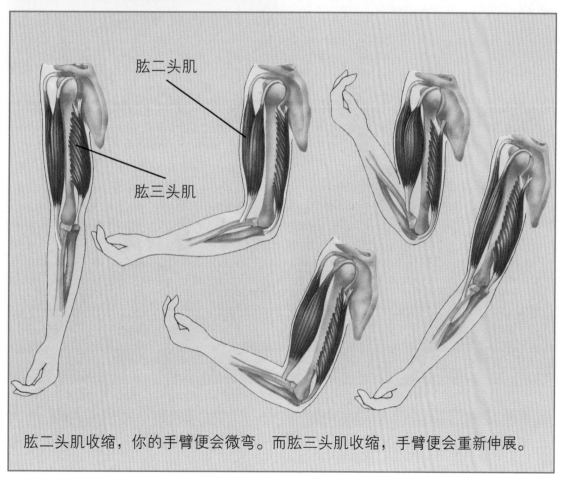

肱二头肌

肱三头肌

肱二头肌收缩，你的手臂便会微弯。而肱三头肌收缩，手臂便会重新伸展。

面部表情

如果你的母亲心情很糟糕，那么你一进家门通过观察她的面目表情就会发现这点。

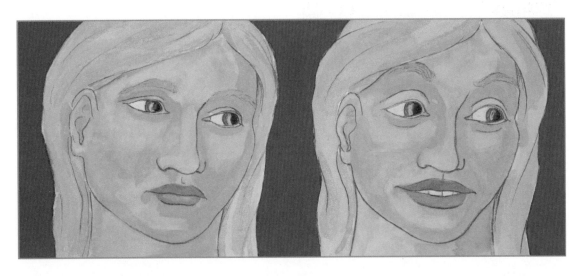

眼睛可以透露出对一个人的爱慕之情。用眉目传情是人与生俱来的本领，女子经常会微微侧着头，低眉偷看自己心爱的男子。

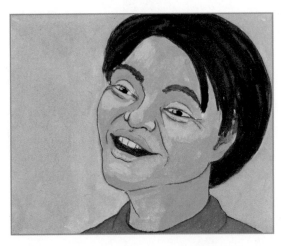

人在大笑时嘴角上扬，双眼微眯，笑纹显现。

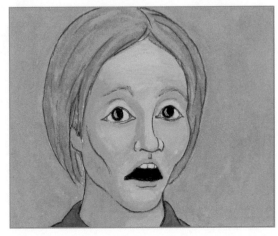

人在受到惊吓时会眼睛睁大，眉头紧皱，嘴巴大张。

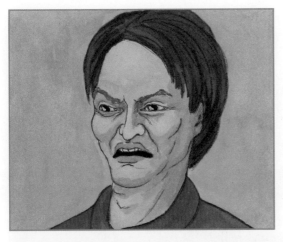

人在表现反感厌恶时，会额头紧蹙，嘴角下沉。

面部表情离不开脸部不同肌肉间的共同协作。

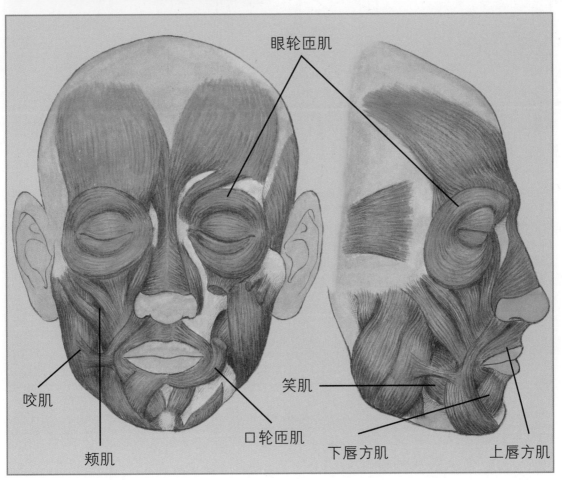

眼轮匝肌

咬肌

颊肌

口轮匝肌

笑肌

下唇方肌

上唇方肌

神经系统

神经系统是由神经元和神经纤维组成的网状结构构成，这些神经元和神经纤维负责发送、接收和整理信号。

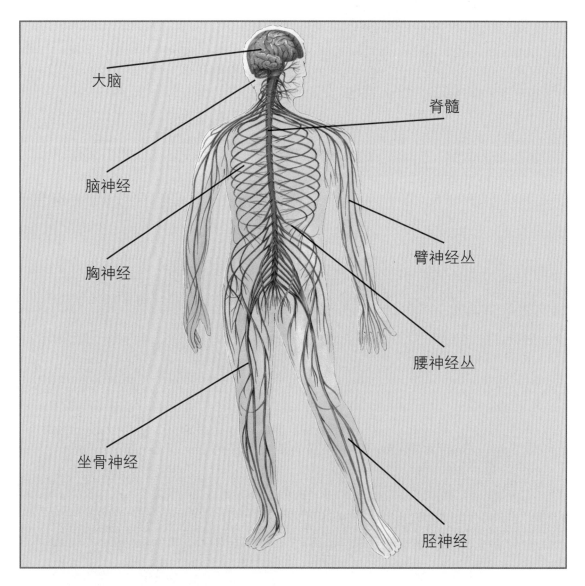

大脑

脑神经

胸神经

坐骨神经

脊髓

臂神经丛

腰神经丛

胫神经

如果没有神经系统，人们就无法思考和感知。因为我们的器官并不知道自己要做什么，是神经系统对其下达命令。但只有在身体某处疼痛时，我们才会察觉到神经的存在。

一根神经是由一个轴突组成。轴突是从神经元胞体中长出的分支，它负责将信息传递给另一个神经元。

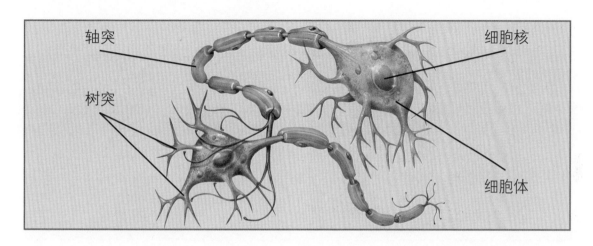

神经元是由细胞膜、细胞质和细胞核组成的。此外神经元还拥有一根细长突起，叫轴突。它与相邻的神经元的树突建立联系，并传递信号。

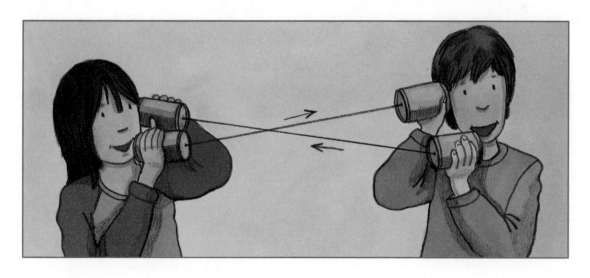

神经只能朝一个方向传递信息，你可以试想一下电话的传播方向。信息总是从树突向轴突的末端传递的。

反射

并不是我们所做的所有事情都是经过大脑思考的，有时我们的身体也会做出一些无意识的举动。我们称这些无意识的反应为反射。

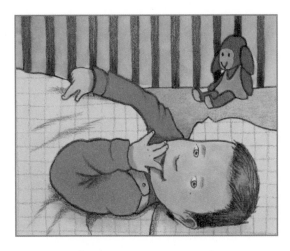

婴儿是有吸吮反射的现象，他们分不清乳头和手指头。

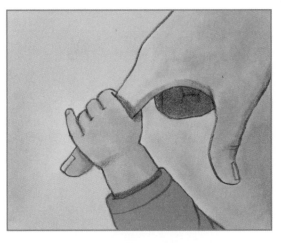

婴儿牢牢握住一根手指的举动，就如同哺乳动物紧抓母兽的皮毛一样。

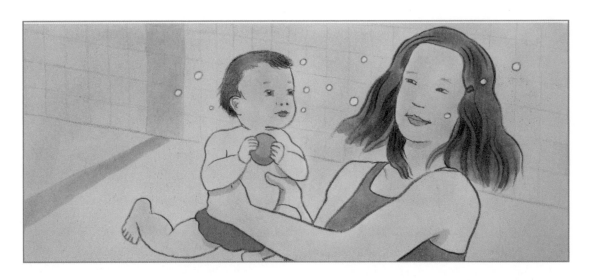

婴儿在潜水时并不会被呛到，出生不满四个月的婴儿都具备这种潜水反射。但是长大一些后却不再会这种无意识的潜水。因此，水对于他们来说还是非常危险的。

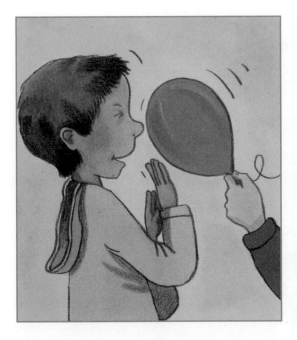

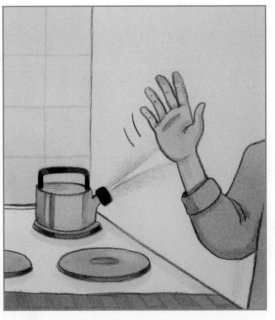

当一个物体快速朝我们的面部飞来时，我们会立刻闭上眼睛，以防眼睛受伤。

当你用手去触碰某些高温物体时，在还没感觉到疼痛之前，就会立刻缩回手。

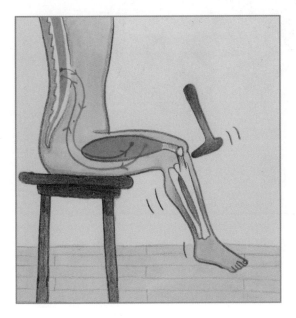

请你的朋友用小橡胶锤在你的膝腱处轻轻敲一下。

即使你尽力压制膝跳反射，也不会成功。你的腿会快速弹起的。

51

思考、情绪和记忆

当你想起曾经读过的一篇童话、当你冥思苦想或者当你努力回想自己的帽子哪里去了时，所有这些过程都发生在你的大脑中。

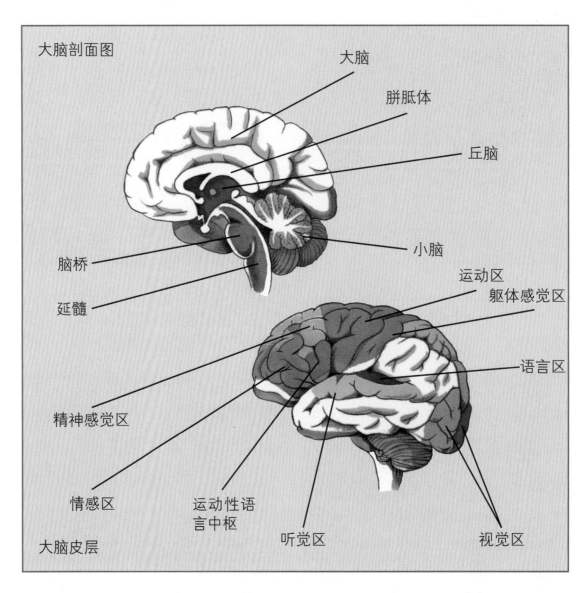

大脑剖面图

大脑

胼胝体

丘脑

小脑

脑桥

延髓

精神感觉区

运动区

躯体感觉区

语言区

情感区

运动性语言中枢

听觉区

视觉区

大脑皮层

大脑是人运动、睡觉、饥渴等一切机能的控制中心，没有大脑的人是无法生存的。人类的所有情绪都在这里产生，如爱、恨、恐惧、喜悦、悲伤等。

当你和朋友聊天时，语言中枢会变得活跃。同时运动中枢也要运作起来，这样嘴巴才能活动。

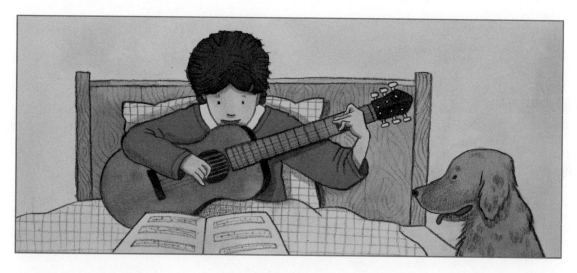

如果你很好地掌握了一门乐器，那么自然无需思索就知道每根琴弦该如何操作，这都归功于你的大脑受过训练。骑自行车或开汽车也是如此。

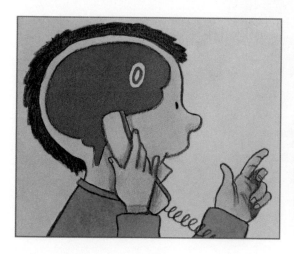

语言中枢位于大脑皮层。如果语言中枢受到损伤的话，人就无法说出话来了。

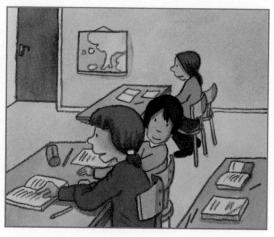

年轻人的记忆力相对要更好，你记单词的速度会远超你的奶奶。

学习与遗忘

教育学是一门研究学习的科学。很久以前人们认为学习对于每个孩子来说都一样。今天人们对这个领域有了更进一步的了解。

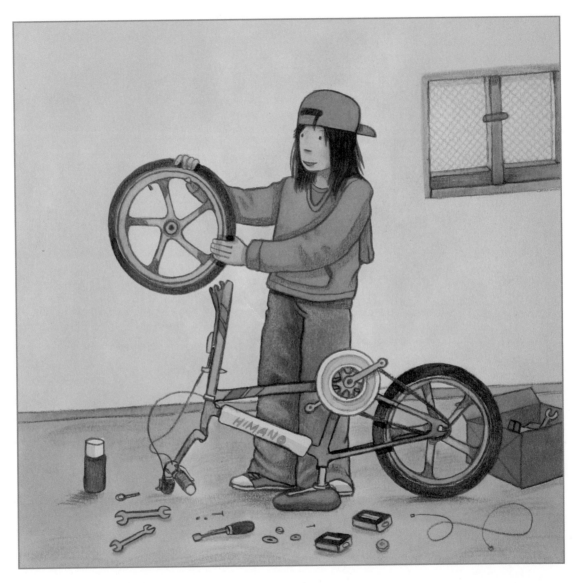

几乎所有的孩子都会牢牢记得亲自动手制作的东西。如果你亲手修理过自行车，那么就可以游刃有余地向他人解释，为什么偏偏是那个螺栓才能安装在那个地方。

学习的类型是多种多样的，视觉记忆型的孩子能够更好的记住他们曾经见过事物的图片。

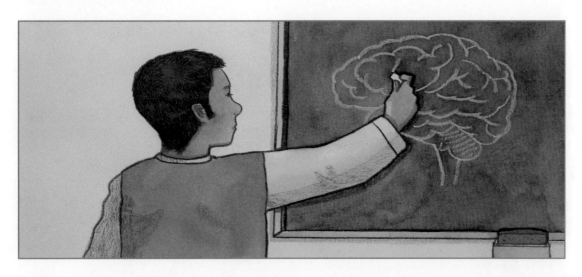

而有一些孩子更擅长记住读过的课本。因为在学校里需要阅读很多东西，所以这些孩子学习起来会感觉尤为轻松。如果你经常想不起来曾经读过书籍内容的话，可以尝试一下通过大声朗读记忆。

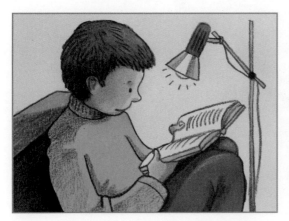

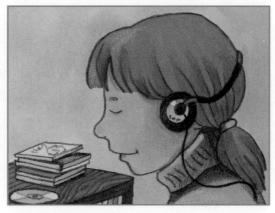

在大声朗读时，你的听觉会帮助你将所要学的知识记录并储存起来。

人们在睡觉的时候是无法记忆单词的。而有些人却更擅长通过听觉去记忆。

眼睛是最重要的感知器官。其实眼睛看到的并不是事物本身，而是它接受的光线信号，并将相关信息传递到大脑中。

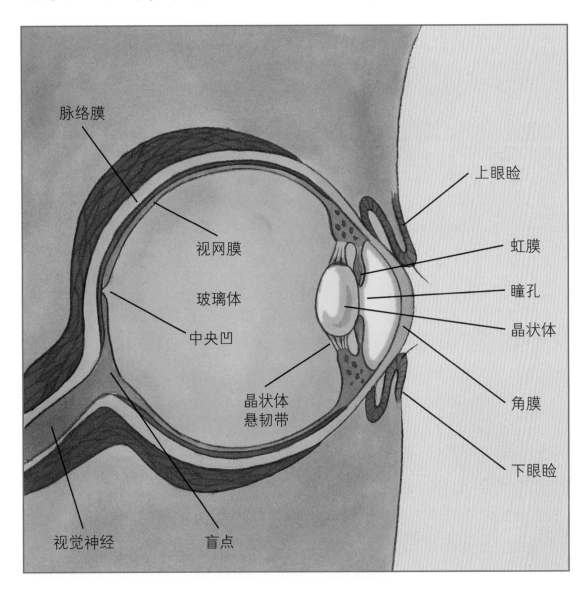

晶状体将照射于其上的光线集中起来，使光线经由透明的玻璃体到达视网膜。视网膜上有感觉细胞，它们感受到光线并将信息传递至大脑。

在黑暗中你的瞳孔会放大。在明亮的光线中，虹膜会自动调节瞳孔，使其收缩。

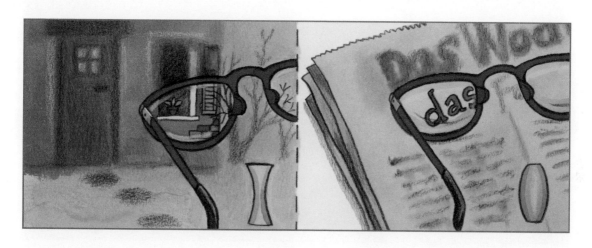

当晶状体曲度过大或过小时，图像不能清晰地投射到视网膜上，你就会变成远视眼或近视眼。但通过眼镜片或隐形眼镜可以使你看清事物。

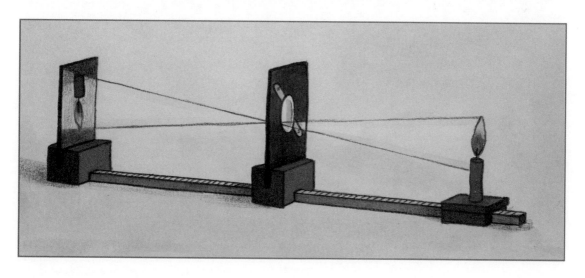

人们可以将晶状体同照相机的物镜做个比较。视网膜是一层感光的薄膜。视网膜上所成的像是倒立的，你的大脑非常清楚这一点，并会将倒像转变成正像。

当你的视觉出现障碍时，可能是你的眼睛或大脑出现了问题，导致图像无法被正确加工。

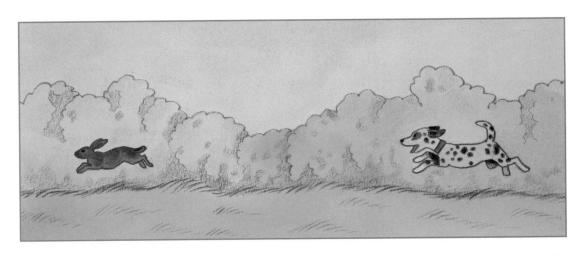

这是有关视觉盲点的一项小试验：闭上你的左眼，凝视图中左边的兔子。随着慢慢地将书拿到距离你的眼睛很近的地方，狗与兔子之间的距离也会越来越大。而且狗会在你的视线中不知不觉地消失了。

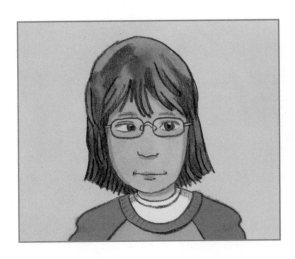

如果你的眼肌无力，那么眼球就会发生斜视。通过遮盖优势眼可以使另一只眼睛得到锻炼。

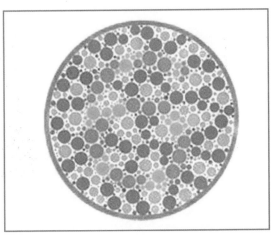

色盲是分辨不出红色和绿色的，你能看出测试图中的数字是多少么？

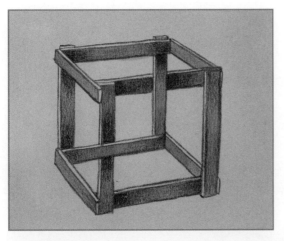

仔细看你就会发现这幅画家埃舍尔的画有几处地方不对劲儿。

以下是一些能够造成视觉错觉的图片。眼睛看到的只是线条或圆圈，但大脑却对其做出了新的诠释。

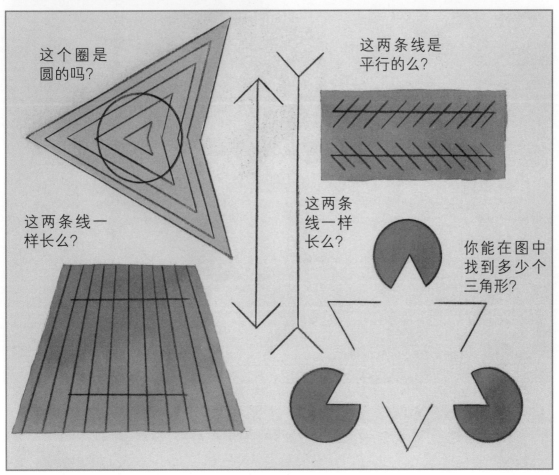

这个圈是圆的吗？

这两条线是平行的么？

这两条线一样长么？

这两条线一样长么？

你能在图中找到多少个三角形？

耳朵和听觉

耳朵具有两个重要的任务，一是为了听，二是为了保持身体平衡，以防跌倒。

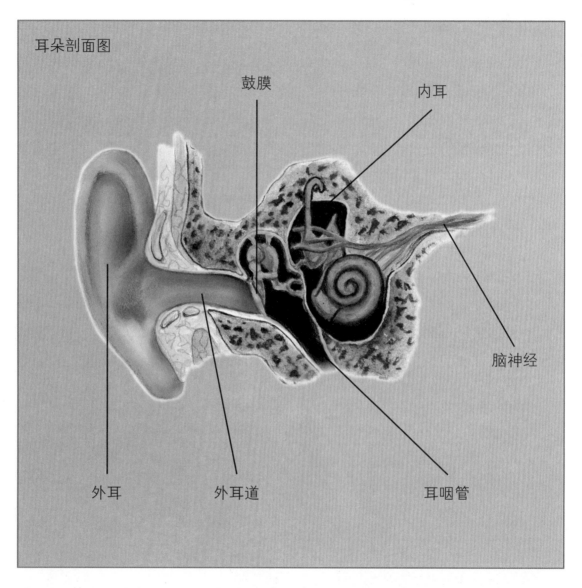

耳朵剖面图

鼓膜　内耳　脑神经　外耳　外耳道　耳咽管

外耳形似喇叭，它接收空气中的声波并将其传递到鼓膜处。在内耳中，这些声波将转化成电流脉冲，经由神经到达大脑。

如图，将一根150厘米长的橡皮管两端小心翼翼地放入你的耳朵中。
然后闭上眼睛。让另一个小朋友用铅笔轻击橡皮管。

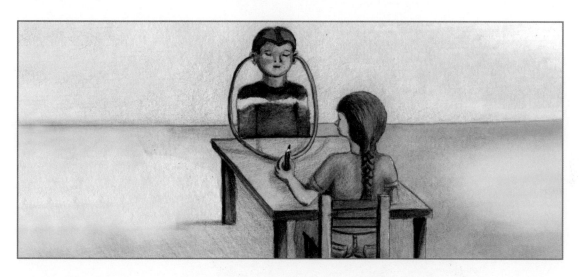

凭你的感觉说说看，那个小朋友轻击的是橡皮管的哪个位置。右边？
左边？还是中间？人类辨别方向的能力几乎远远超过其他任何动物，
只有鸽子可以与人类相匹敌。

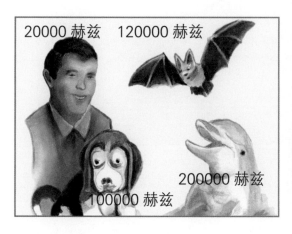

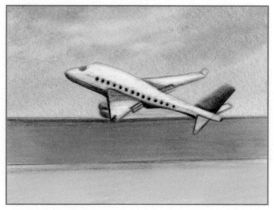

许多动物都能听到对于人耳来说
频率过高的声音。人们用赫兹
（Hz）这一单位来测量音高。

当飞机起飞时，巨大的高分贝噪
音会使我们的身体感到疼痛。但
持续不断的低分贝噪音也会损害
我们的健康。

61

鼻子和嗅觉

鱼的嗅觉器官位于嘴和眼之间的鼻腔，蛇的嗅觉器官是舌头，而人的鼻腔内有能够感知气味的细胞。

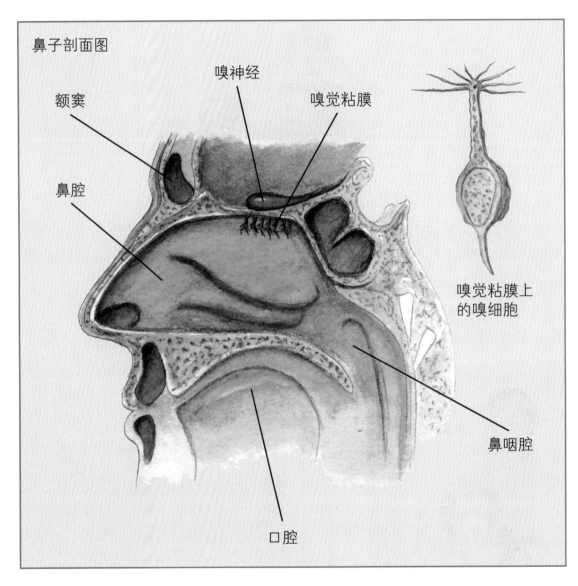

鼻子剖面图

额窦

嗅神经

嗅觉粘膜

鼻腔

嗅觉粘膜上的嗅细胞

鼻咽腔

口腔

鼻子内部覆盖着一层粘膜，在你感冒伤风时就会清楚地感觉到它。鼻粘膜上方的嗅觉粘膜含有许多嗅细胞。这些细胞会向大脑反馈它们所接收到的信息。

62

现在请你蒙住眼睛，尝试去闻各种不同的气味。说说看，你都闻到了什么？如果你伤风感冒了，那么就会几乎什么也闻不到。

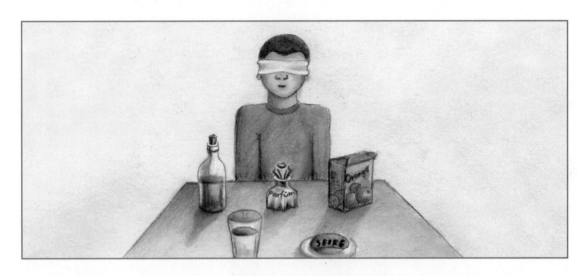

有些食物闻上去很美味。嗅觉会告诉人们，哪些食物是可食用的。通过鼻子你可以清楚地辨别出肉是否坏了，牛奶是否变酸了。

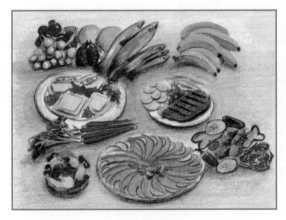

嗅觉和味觉是紧密结合在一起的。如果你什么都闻不到，说明一切食物对你来说都是淡而无味的。

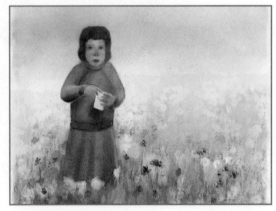

有些孩子患有花粉热，其症状同感冒相似。

口和味觉

人类的味觉并不发达。如果没有鼻子的帮忙，那么你几乎察觉不到食物的味道。

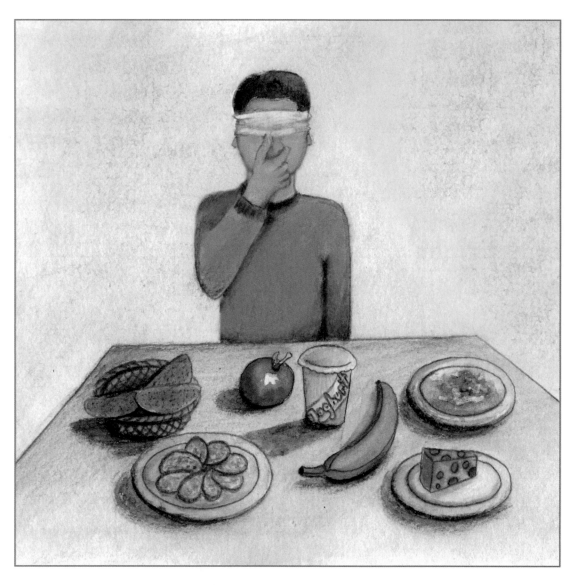

闭上你的眼睛、捂住你的鼻子，试吃不同的食物。想要品尝出这些食物的味道并不简单，因为味蕾仅能识别甜、酸、苦、咸四种味道。

扁桃体中的吞噬细胞能够消灭口腔中的病原体。扁桃体有时会发炎并充血肿胀。

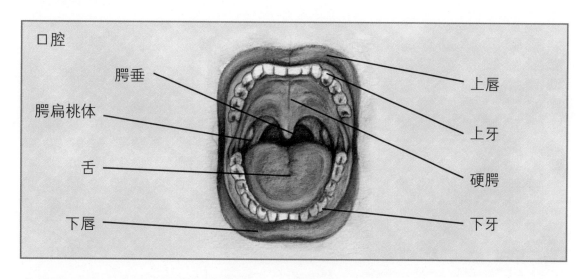

口腔

腭垂

腭扁桃体

舌

下唇

上唇

上牙

硬腭

下牙

食物在你的嘴里被咀嚼成碎块，并同唾液相混合，这样食物可以更加顺利地进入胃里。你的舌头会将食物运送至食道。轻触腭垂会使你感到恶心。

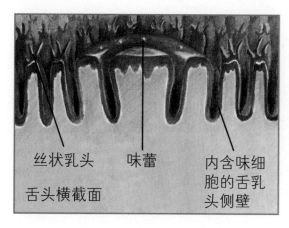

丝状乳头　　味蕾　　内含味细
胞的舌乳
舌头横截面　　　　　头侧壁

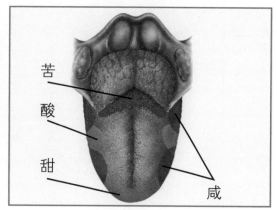

苦

酸

甜

咸

丝状乳头是一种触觉器官。舌根处的味蕾能够识别苦涩的味道。

舌乳头是按照一定区域划分的。通过这些舌乳头你可以品味咸、甜、苦、酸不同的味道。

皮肤

皮肤的主要任务是防止病原体入侵及水分蒸发。

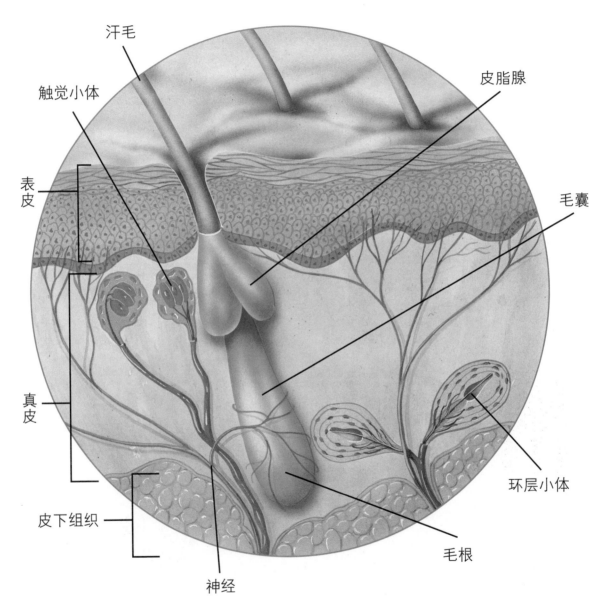

皮肤由表皮、真皮和皮下组织构成，并含有汗腺和皮脂腺。毛囊内部含有肌肉。当肌肉收缩时，就会起鸡皮疙瘩。

表皮内含有色素细胞，影响皮肤的颜色。黑人之所以皮肤黑就是由于这种细胞过多造成的。色素细胞也能保护皮肤免受太阳辐射的伤害。

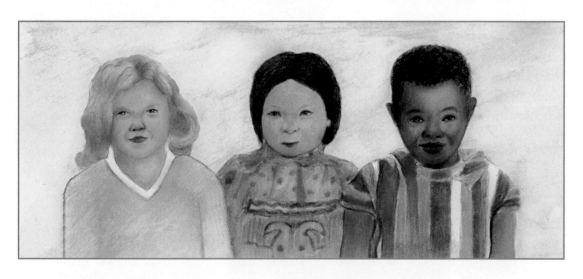

人的肤色是由遗传因素决定的，黑人的祖先来自非洲或是澳大利亚，而拥有白色肌肤的人来源于他们的欧洲祖先。

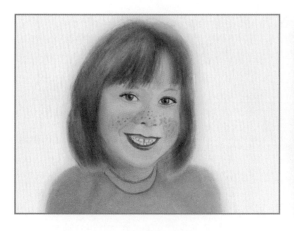

有些孩子的手臂和鼻子上长有雀斑，因为这两处皮肤最容易受太阳暴晒。

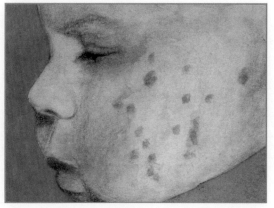

有些儿童患有过敏性皮炎，那些发痒的斑疹大多要等到成年才会消失。

触觉和温觉

就算把眼睛蒙上，我们还可以通过触觉来感知事物。我们的皮肤上有很多神经细胞，可以对压力、冷热做出反应。

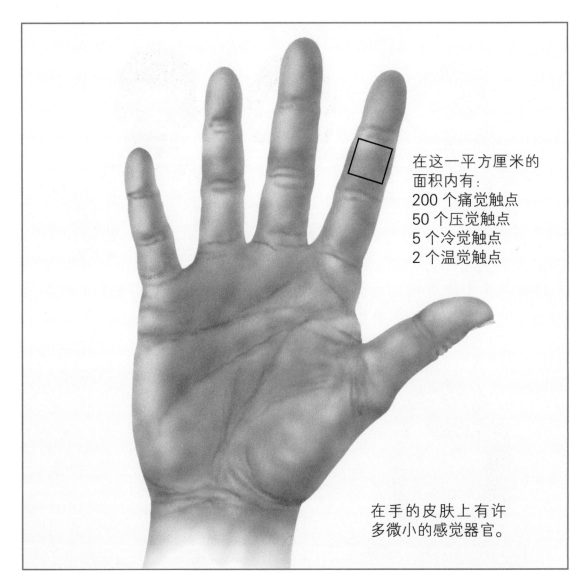

在这一平方厘米的面积内有：
200 个痛觉触点
50 个压觉触点
5 个冷觉触点
2 个温觉触点

在手的皮肤上有许多微小的感觉器官。

皮肤上的感暖细胞和温度计并不相同。将你的一只手浸泡在热水中，另一只手浸泡在冷水中，三分钟后将两只手一同浸泡在温水中，你会感觉之前在热水中浸泡的手是冷的，而在冷水中浸泡的手是热的。

人们可以用圆规来测量触点之间的距离。调节圆规两脚间的距离，距离多远时你能感到一个压觉触点，距离多远你时能感到两个压觉触点？

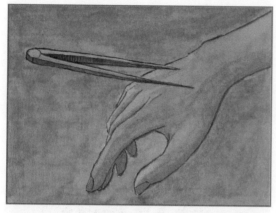

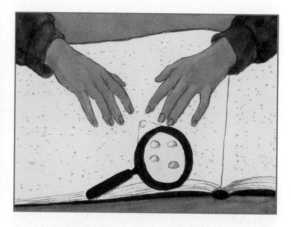

感觉细胞在皮肤上被划分为不同区域。手上的感觉细胞要远远多于腓腹上的感觉细胞。

盲人使用他们的触觉进行阅读。指尖的触觉是最敏感的。

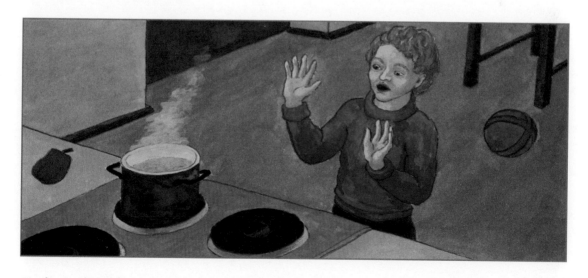

你肯定曾经有过用手去碰触某些高温物体又立刻放手的经历。这是因为触觉细胞引发了条件反射。当你触及高温物体时，会不假思索地抽回手。

皮肤彩绘

在许多文化中，人们出于不同的原因会在皮肤上涂色。在欧洲，基本上只有女性会化妆打扮。因为她们想变得更有魅力。

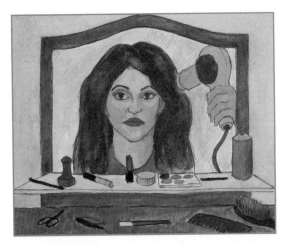

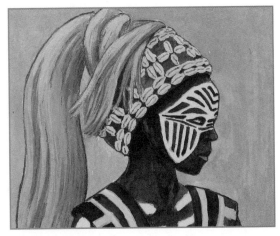

在我们的文化中，淡妆给人高贵优雅的感觉，浓妆则会令人反感。

象牙海岸的科特迪瓦人在跳舞之前会将脸部涂上黑白两种颜色。

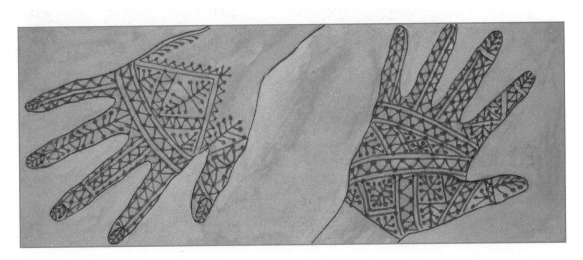

在一些婚礼或是宗教庆典上，摩洛哥人会用一种散沫花染料在双手绘画图案。他们用小棍棒给双手上色，这种染料很难清洗，只能等它自己逐渐消失。

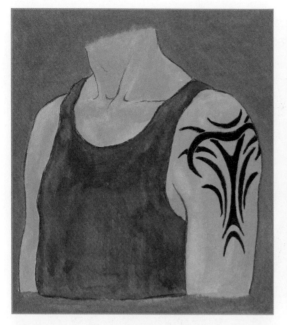

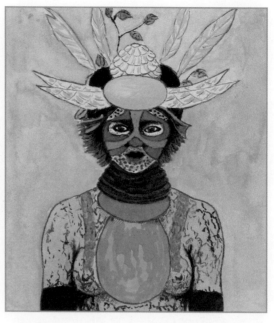

有些民族会在皮肤上纹有持久不褪色的纹身，波利尼西亚人就是这样。

这些来自巴布亚新几内亚的姑娘们除纹身外还会佩戴珍珠贝壳饰品。

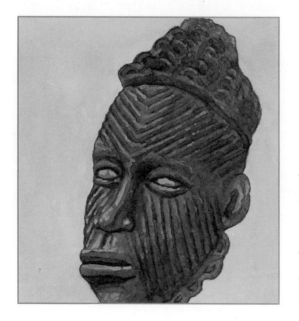

如果伤口愈合效果不理想，就会留下疤痕。许多人对此感到苦恼。

在一些文化中，伤疤对于男人来说是勇敢无畏的象征。他们甚至会佩戴一种面具，在面具上刻满疤痕。

71

头发和指甲

在剪头发和指甲时你并不会感到疼痛，这是因为头发上没有神经细胞。头发和指甲一样，都是由角质组成的。

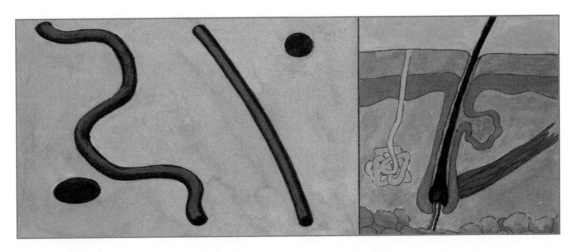

头发的毛根深达皮肤的皮下组织，横截面呈椭圆形，有曲直之分。每天你都会脱落80到100根左右的头发，这是正常现象，头发还会重新长出来。

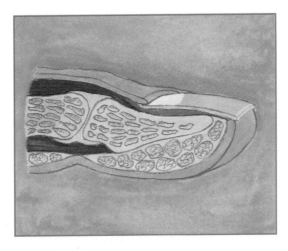

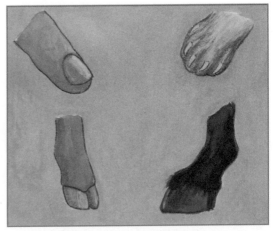

指甲由死亡的细胞组成。指甲上皮对白色的指甲半月痕起到保护作用，同时指甲半月痕也是指甲完全成形的地方。

人类有指甲，动物们也一样。比如说马有马蹄，猪有猪蹄，狗有狗爪。

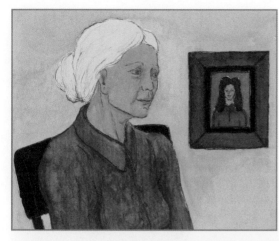

老年人头发花白的原因同人体新陈代谢变得低下，身体各项功能衰弱下来有关。

皮脂腺流入到毛囊内，其分泌的脂质对皮肤起保护作用。因此，过于频繁地清洗皮肤并不好。

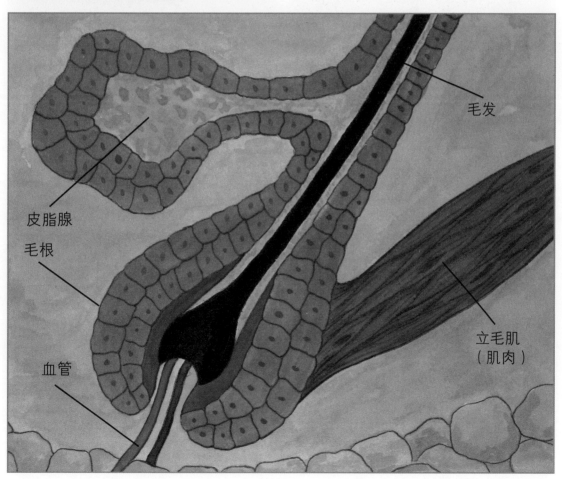

皮脂腺

毛根

血管

毛发

立毛肌
（肌肉）

人体临摹

人体临摹一直都是艺术表达不变的主题之一。从人们的作品中可以看出，不同时代的人们对于形体美的理解。

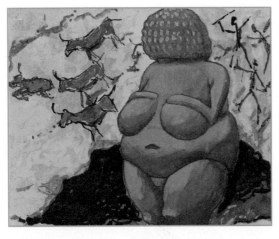

"维伦多夫的维纳斯"是人类最古老的雕塑之一，它将女性的体态表现得十分丰满。

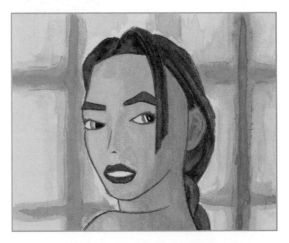

劳拉·克罗夫特是一款电脑游戏中的虚拟人物。其中劳拉这一形象在现实中是找不到原型的。

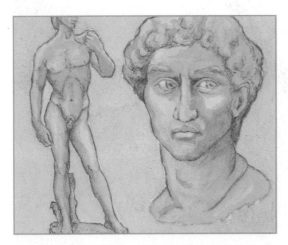

米开朗基罗用大理石雕刻而成的大卫像同真实的人体比例相吻合。

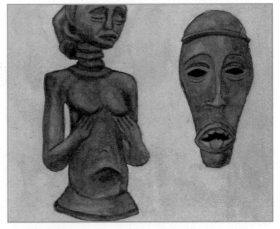

一些非洲雕刻将人体简化成最为本质的东西。

人体内的器官

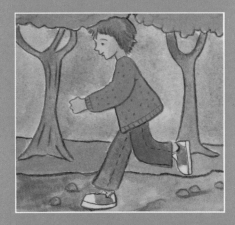

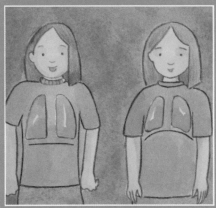

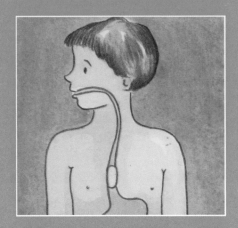

血液循环

当你在用劲儿的时候，工作的不仅仅是你的肌肉，还有心脏，你肺部的工作量更是远超前二者。

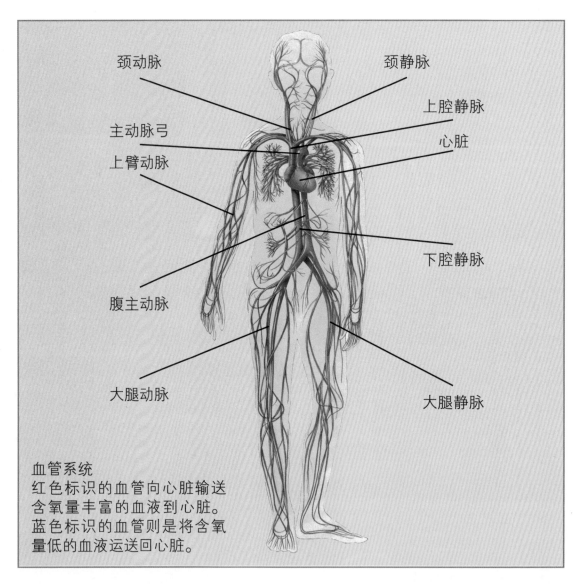

颈动脉

颈静脉

上腔静脉

主动脉弓

心脏

上臂动脉

下腔静脉

腹主动脉

大腿动脉

大腿静脉

血管系统
红色标识的血管向心脏输送含氧量丰富的血液到心脏。蓝色标识的血管则是将含氧量低的血液运送回心脏。

人体内的血液循环负责将氧气和其他物质分送到身体各个部位。其中心脏控制着全身血液的流动。运输由心脏发出血液的血管叫做动脉，运输返回心脏血液的血管叫做静脉。

当心脏将血液注入动脉时，心率会变明显。人们可以通过动脉跳动来感知脉搏。

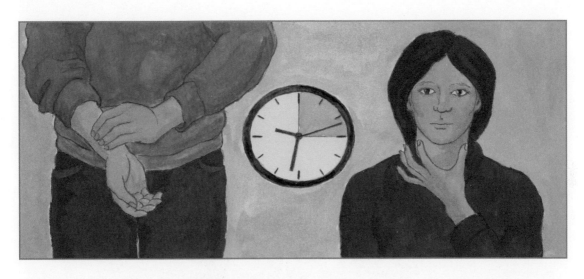

测量一下你的桡动脉或颈动脉的脉搏。计时 15 秒，将计数结果乘以 4，所得结果就是你的脉率。婴儿脉率一般为 120 次 / 分，小孩脉率 100 次 / 分，成人脉率 60-80 次 / 分。

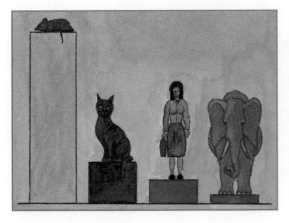

体积大的心脏心率低，比如大象的心率为每分钟 25 次，老鼠的心率有大象的 20 倍那么快。

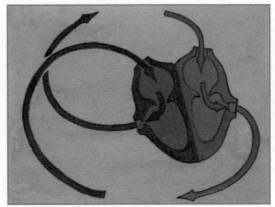

血液输送的氧气就是你在呼吸时所吸入的氧气。人体内的每个细胞都需要氧气。

心脏

人在欣喜或惊慌时都会心跳加速。其实这种情绪来自大脑，却直接作用于人体的心脏。

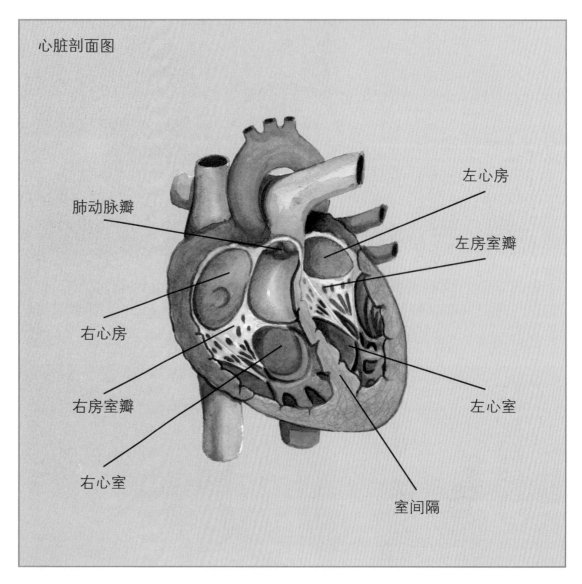

心脏剖面图

肺动脉瓣

右心房

右房室瓣

右心室

左心房

左房室瓣

左心室

室间隔

心脏真实的样子和书中的图片有很大差距。心脏是一块肌肉，周围被厚厚的心壁包围。人的心脏同拳头一般大小，作用是维持人体内的血液循环。

心脏每天的工作量等同于一名男子将两大袋土豆扛上埃菲尔铁塔。

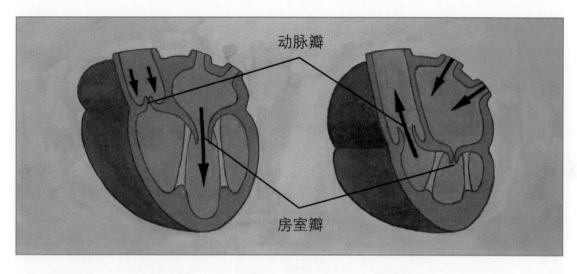

心室收缩时，房室瓣关闭，血液无法回流。这时肺动脉瓣开启，血液由此方向离开心室流入肺动脉。

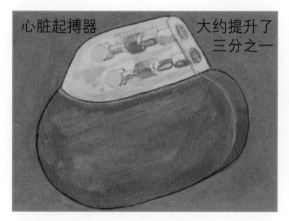

心脏起搏器向外释放微小的电流脉冲，帮助心脏保持持久而有节奏地跳动。

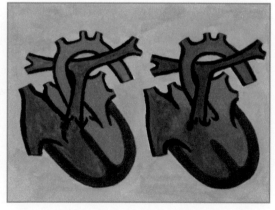

许多孩子天生心脏上有个洞，这些孩子在玩耍时会更容易疲惫。

血液

血液被心脏压送至全身的各个器官。它带来氧气并运走代谢物。验血可以帮助人体诊断疾病。

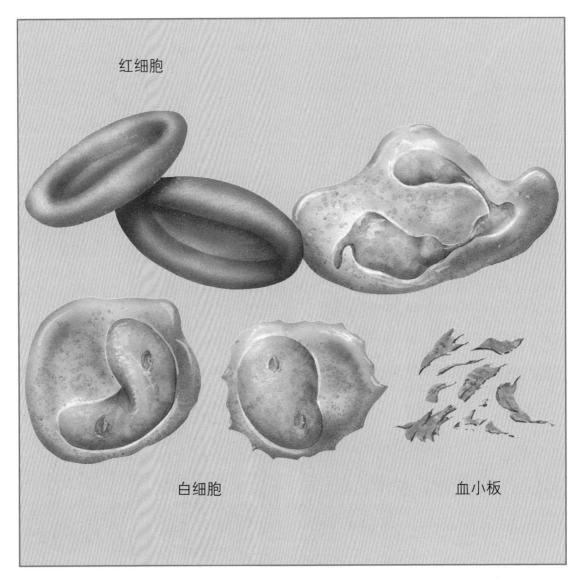

红细胞

白细胞　　　　　　　　　血小板

血液中一半是生理盐水，另一半是由红细胞、白细胞和血小板组成。虽然红细胞的寿命只有 4 个月，但人体每秒能够制造出两百万个新的红细胞。

血小板有凝血的功能。白细胞可以帮助你抵抗疾病。

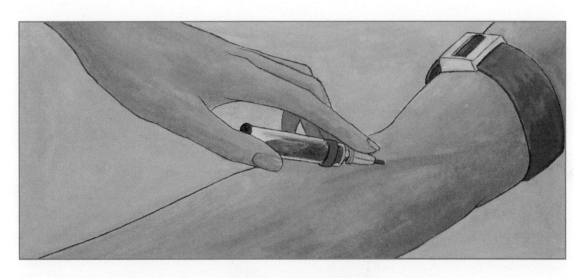

抽血时护士会用橡皮筋将裸露在外的上臂绑住，这样做可以减缓血液流动。然后只需轻轻一刺，就可以将血样抽到注射器中。

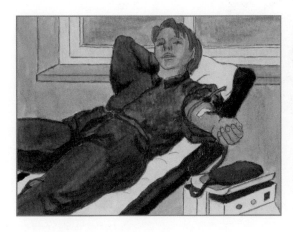

许多医院里都可以义务献血。健康的人们去医院献血，通过这种方式来帮助需要输血的患者。

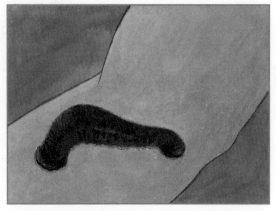

当欧洲医蛭吸附在人体时，会将其唾液注入人体内。这样会减缓人体内的血液流动。

胸和腹

人体绝大多数脏器都位于腹部内，如胃、肠、肝脏、胰腺、肾脏、脾脏以及女性的生殖器官。

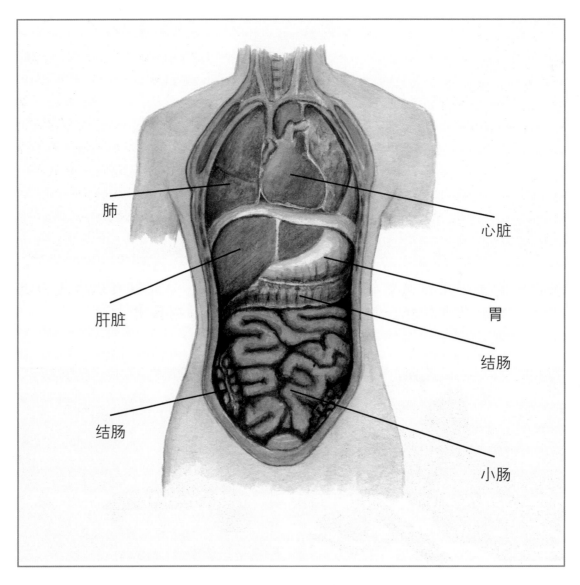

肺

心脏

肝脏

胃

结肠

结肠

小肠

引起腹痛的病因有很多。也许是因为消化不良，甚至有可能是考试前的恐惧引起的。如果病情很长一段时间没有缓解的话，就需要及时去看医生。

有些器官，如肝脏，出现问题时并无疼痛的感觉。因此，很难描述自己身体的不适之处。医生要在了解症状之后才能诊断出病情。

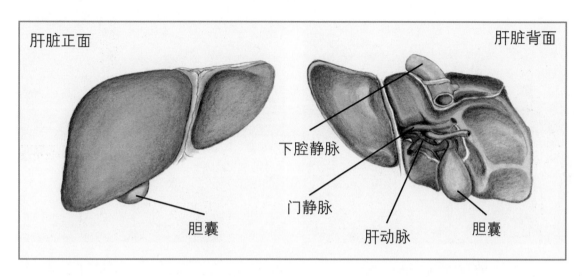

肝脏制造胆汁，胆汁能够帮助消化油炸薯条等食品。肝脏还能够造血、储血和调节血量，并帮助人体分解药物、酒精和其他毒素。

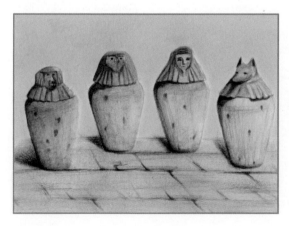

埃及法老们的内脏被安葬在这些盖罐中。

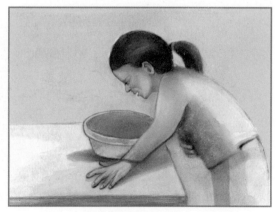

当你食用变质食品之后，必须将其吐出，这样能够保护胃不受到损害。

呼吸

呼吸是人体一种下意识的行为，人们很少会意识到自己在呼吸。你只能坚持在一段时间内屏住呼吸，但最终还是要继续呼吸的。

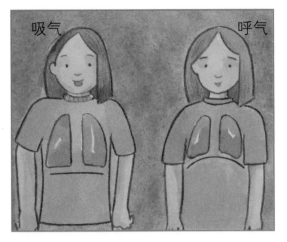

吸气时，横膈膜收缩。呼气时，横膈膜松弛。

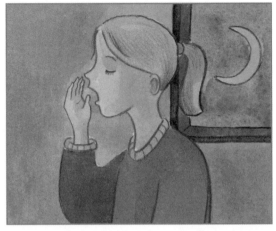

人在缺氧、疲乏和无聊时会打哈欠。一个人打哈欠，周围的人看到后都会纷纷跟着打哈欠。

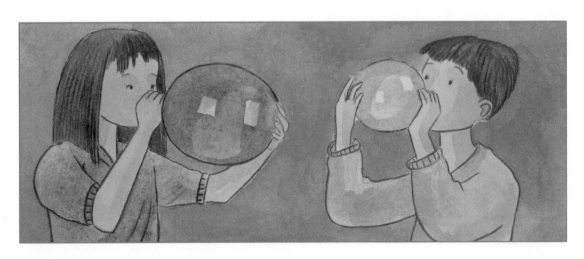

谁的肺活量比较大？你深吸一口气，将吸到的空气吹进气球内，期间不允许换气。请妈妈和你一起吹气球，然后比较气球大小。你的肺所能容纳的气体量会明显少于妈妈。

气管在肺翼处开始分叉，至葡萄状的肺泡处停止分叉。氧气从肺泡中进入血液。

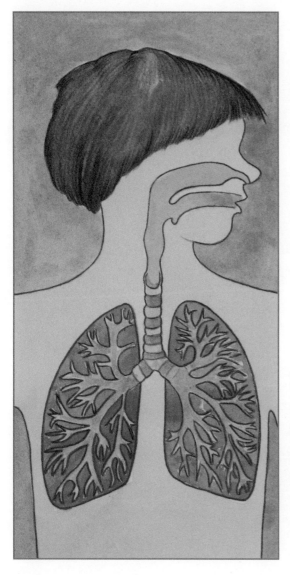

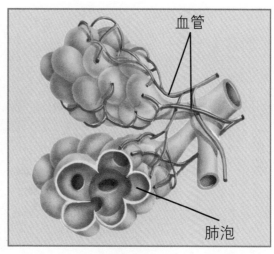

在肺泡内血液吸收氧气并释放呼吸时呼出的二氧化碳。

气管在肺部内分叉，人们将所有这些微小的气管称为支气管。

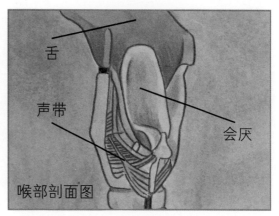

声音是通过声带产生的，人主要依靠舌、鼻、唇三个部位发音。

消化

当食物和唾液在你的嘴里混合时，消化就已经开始了。胃和肠是人体最重要的消化器官。

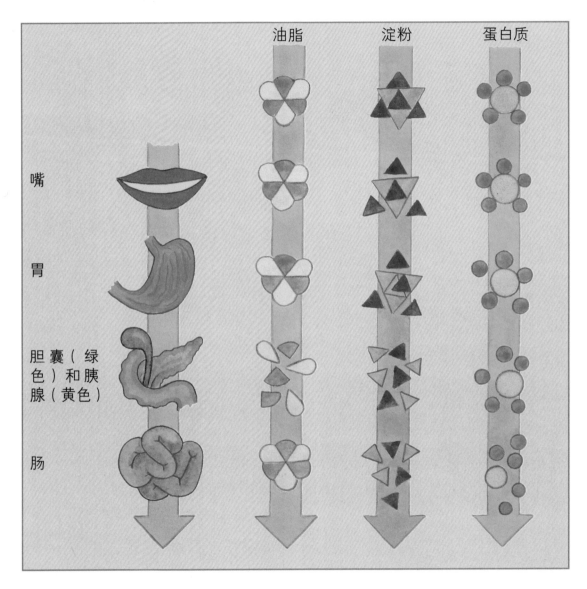

面包在口腔内被咀嚼细碎。当你长时间咀嚼后，面包会变甜，这是因为淀粉转化成了糖。早餐中鸡蛋会在胃内被分解，而黄油会在肠道内被分解。油浸沙丁鱼在胃内需要5个小时的消化时间。

食物在结肠内要停留 8 到 12 个小时。肠道内栖息着数十亿个益生菌，它们帮助消化食物。

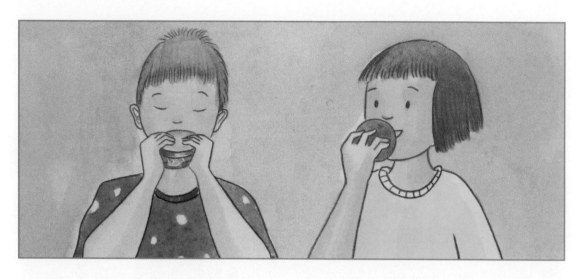

如果你不想加重胃和肠的负担，就必须细细咀嚼食物：充分咀嚼是消化成功的一半。酶是一种由蛋白质组成的催化剂，当唾液中的酶和食物混合在一起时，酶会将其分解。

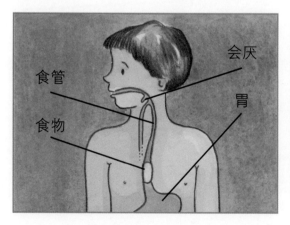

人在吞咽食物时，会厌会关闭。这样食物就不会进入气管里了。

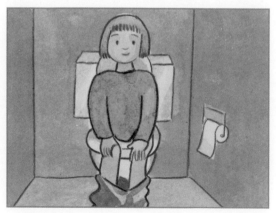

人的消化无需大脑的指令。但过分激动兴奋时也会导致腹泻。

卡路里

当你在玩耍、奔跑、甚至睡觉的时候，身体都是需要能量的。身体可以通过摄入食物来得到这些能量。

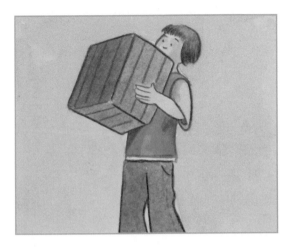

当一名建筑工人工作时，他每小时会消耗掉 800 千卡（Kcal）的热量。

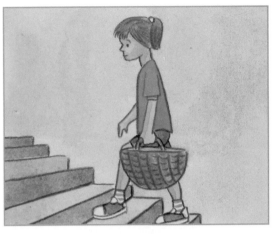

当你不坐电梯而是爬楼梯时，六分钟会消耗掉 55 千卡的热量。

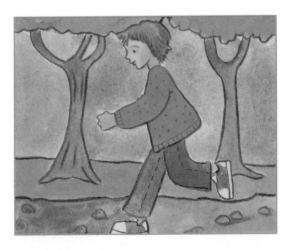

当邮递员或服务员因工作需要而奔跑时，每小时会消耗掉 300 千卡的热量。

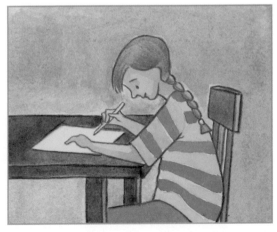

当你在做作业时，即使已经累得晕头转向了，每小时也只会消耗掉 110 千卡的热量。

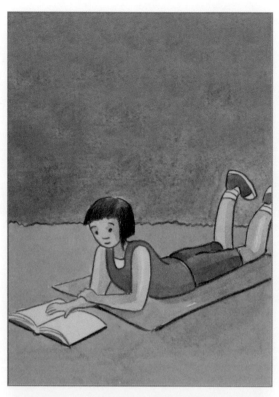

尽管你的身体在休息，但它也要兼顾体温、消化和血液循环。

即使在你躺着看书时，每小时也要消耗掉 60 千卡的热量。

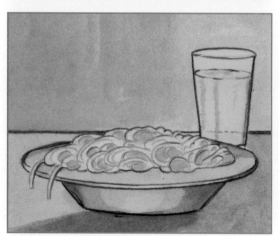

一盘番茄酱意大利面的热量大约在 320 千卡左右。白开水不含卡路里。

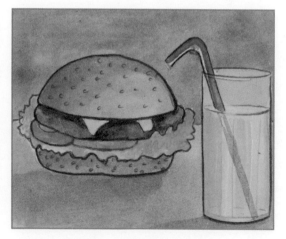

一个干酪汉堡包的热量在 350 千卡左右，一杯甜柠檬汁的热量在 100 千卡左右。

饮水与排泄

当你在摄入食物时，会吸收水分。而当你在呼吸、排汗和排泄时，会排出水分。

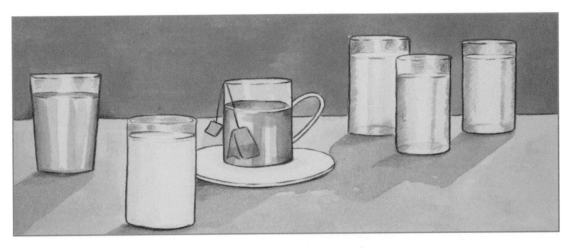

一天当中人至少需要喝一升半的水。如果你喝水喝得少，尿液的颜色就会非常黄，这说明小便中的代谢物非常多。

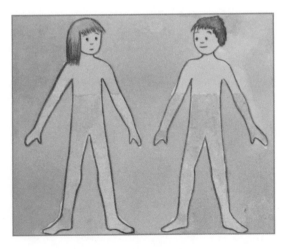

人体内三分之二都是水。如果你的体重是30公斤，那么其中水的比重就是20公斤。

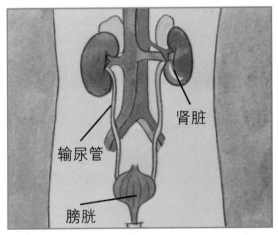

肾脏

输尿管

膀胱

五分钟内你的全身血液会流经一遍肾脏。肾脏会滤除血液中的盐分和其他有毒有害物质。

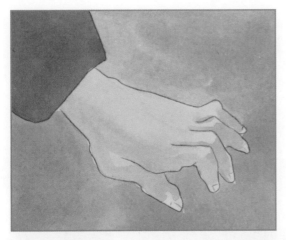

喝水过少会增加肾脏的负担，关节内也会沉积毒素。

当你膀胱内充满尿液时，会感觉到尿意。这时候就该上厕所了。

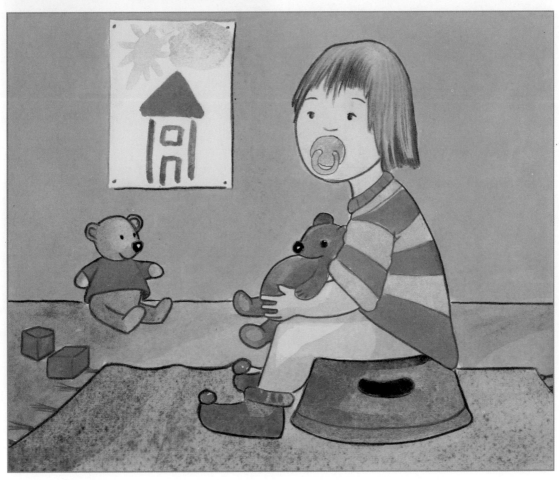

流汗与冷颤

将你的手臂放在水里，然后等其自然晾干，这时手臂会感觉到冷。当你皮肤上的汗水在蒸发时，也会产生这种蒸发吸热现象。

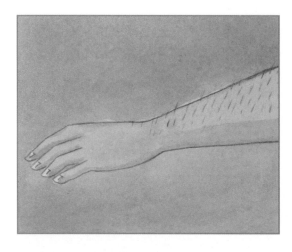

当你感觉冷时，皮下的肌肉就会收缩，你就会起鸡皮疙瘩。

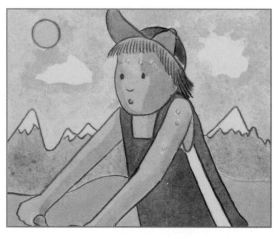

当你在运动时，会流很多汗。通过这种方式可以降低体温。因此你会感到很凉爽。

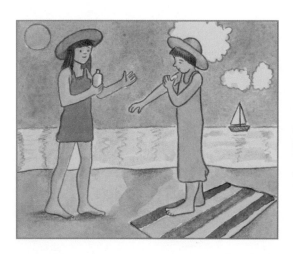

当你在海滩上行走时，即使天气舒适暖和，也应该穿着长衣长裤，这样可以保护你免受太阳辐射的伤害。

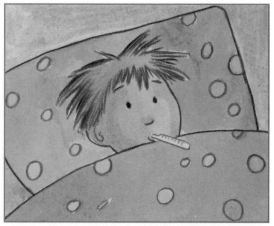

你的体温正常应该在36.5℃左右，但当身体抵御疾病时，就会发烧发热。

健康与疾病

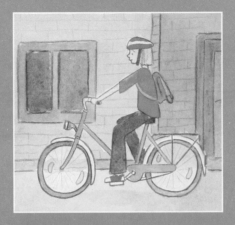

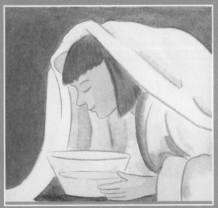

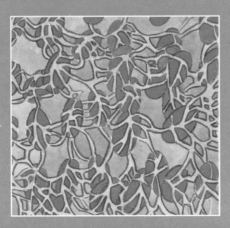

睡眠与梦境

如果人们把大量的时间都花在睡懒觉上，哪还有时间去体验人生呢！但如果睡眠不足的话，整个人就会变得紧张易怒。

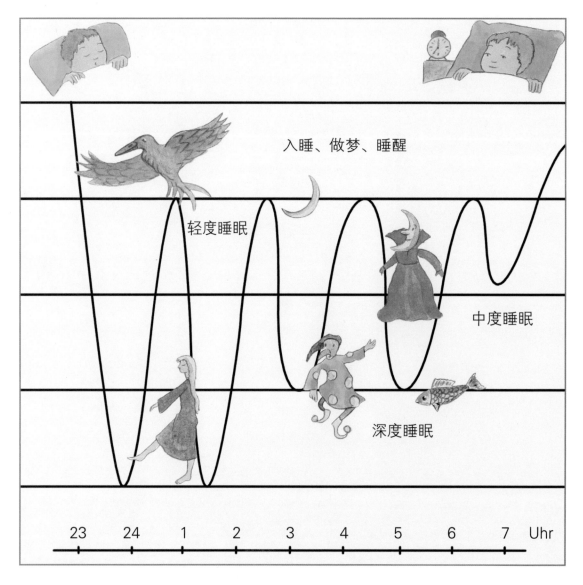

入睡、做梦、睡醒

轻度睡眠

中度睡眠

深度睡眠

23　24　1　2　3　4　5　6　7　Uhr

在你睡觉的时候，你的心跳会放缓、呼吸会变慢、体温会下降。睡眠过程是分阶段的，有深度睡眠阶段和轻度睡眠阶段。

当你疲倦的时候，眼睛会隐隐作痛，变得十分干涩，有时候你会不由自主地去揉眼睛。这说明上床睡觉的时间到了。

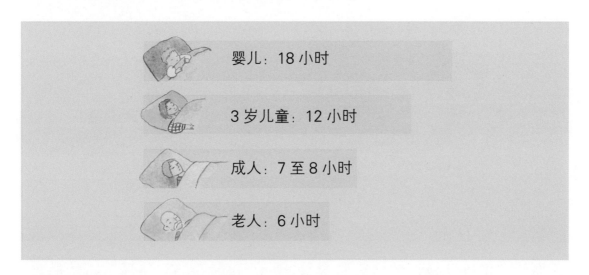

婴儿：18 小时

3 岁儿童：12 小时

成人：7 至 8 小时

老人：6 小时

随着年龄的增长，人们需要的睡眠时间越来越少。婴儿几乎白天黑夜都在睡觉，而老年人经常会在夜里失眠。

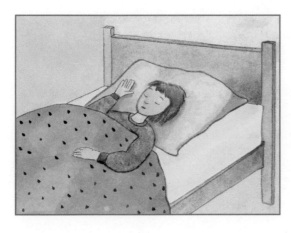

在夜里，你的睡眠是有变化的。在你做梦的时候，你的眼球也会跟着转动。

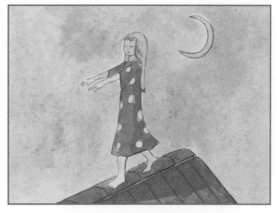

人们在熟睡时总会乱动。有些人睡着后手脚不老实总踢被子，有些人睡着后会梦游到屋顶上。

95

健康饮食

没有一种食物吃多了是健康的，包括苹果在内。对于健康饮食来说，最重要的一点就是科学搭配、合理膳食。

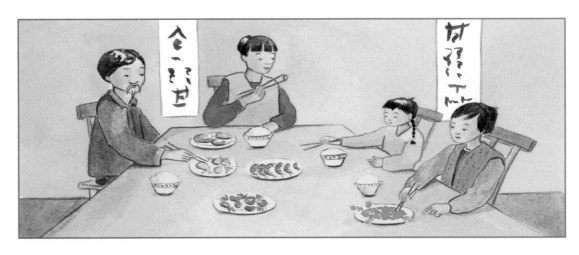

我们的身体通过摄入食物获取成长、活动、维持36.5℃体温所需的能量。也需要身体摄取自身生产不了的营养物质，比如说维生素。

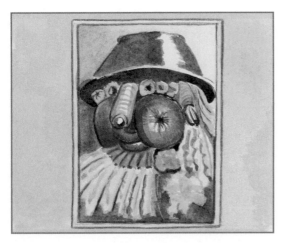

蔬菜和粗粮面包中含有纤维物质。身体中纤维物质过少会导致便秘。

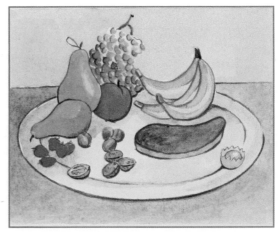

尤其是水果、蛋黄、肉类和坚果，这些食品中富含人体所需的13种维生素。

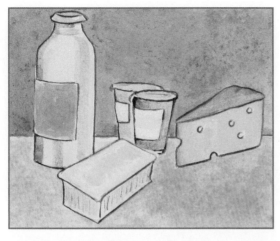

在牛奶和其他奶制品中富含儿童生长所需的矿物质。

图片当中，人体对三角形顶端的食物需求量并不大，但对三角形底部的食物需求量非常大。

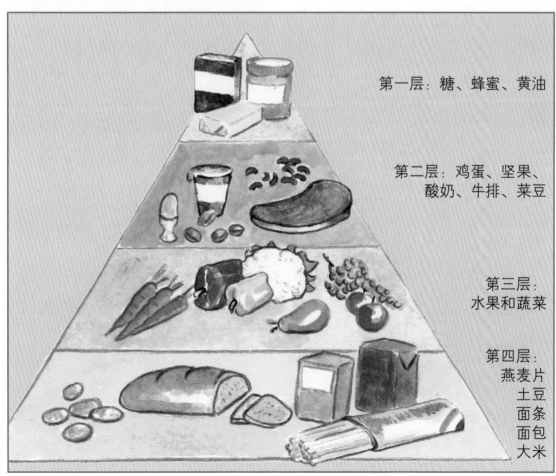

第一层：糖、蜂蜜、黄油

第二层：鸡蛋、坚果、酸奶、牛排、菜豆

第三层：水果和蔬菜

第四层：燕麦片土豆面条面包大米

运动和健康

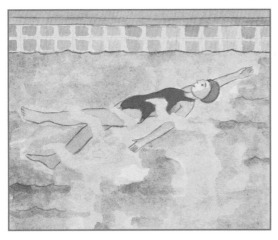

在学校里，大部分时间你都在坐着。如果经常仰泳的话，对背部非常有好处。

长时间地看电视并不好。缺少运动的人易患有糖尿病和心脏病。

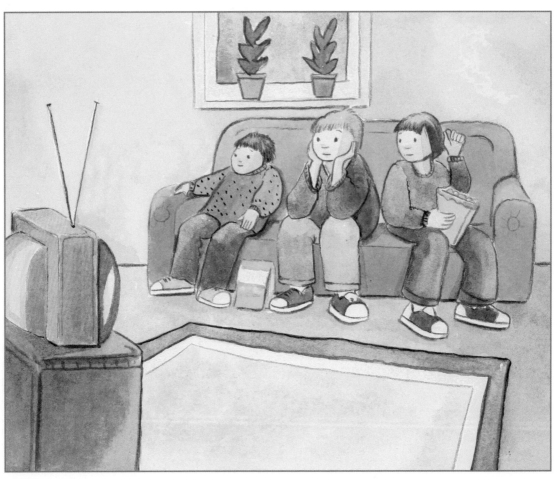

活动对于身体健康来说非常重要，你不一定非得进行某种固定的体育活动。跳绳、打球、滑雪橇对于健康都是有益的。

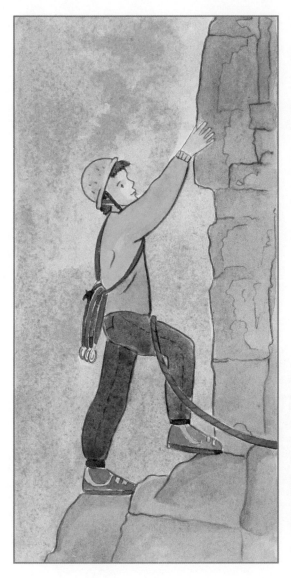

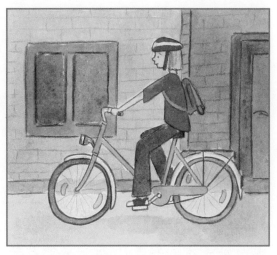

如果你是骑车上学，你的身体健康状况会更好。因为运动使你头脑清醒、血脉畅通。

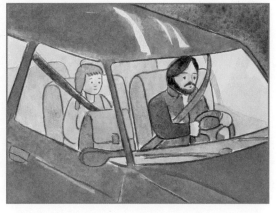

运动量大的人身体会变得更加灵活。因为体育运动能够训练人们精准地移动身体。

开车去上学？这不仅污染了环境，同样损害了你的身体健康。

身体残疾

有一群孩子，他们有的看不到，有的听不到，有的无法走路。他们的身体是有缺陷的，但又和生病不同。他们是一类特殊的人群。

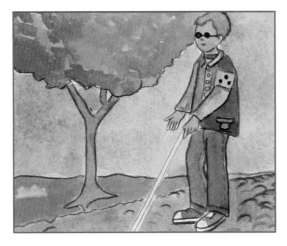

盲人对于声响和气味要比正常人敏感许多。导盲棍可以帮助他们探路。

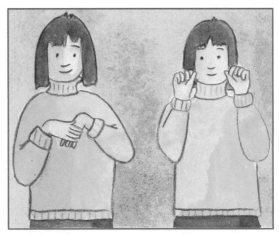

患有听力障碍的孩子用手语相互交流。他们也学如何读唇语。

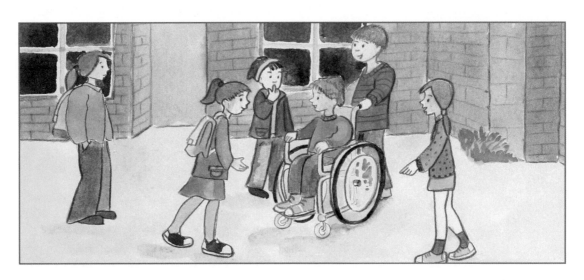

许多残疾儿童在特殊学校上学。但如果能使他们融入正常集体的话，对他们的成长会更有帮助。这样的话正常儿童和残疾儿童之间的关系也会变得融洽。

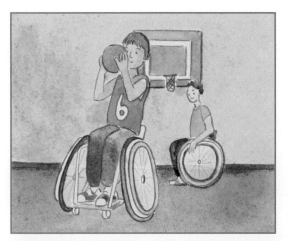

残疾人奥运会是专为残疾人运动员举办的奥运会。

有些缺陷是人天生就有的，还有些缺陷则是由事故造成的。骑车时佩戴头盔可以起到保护作用，避免这种情况的发生。

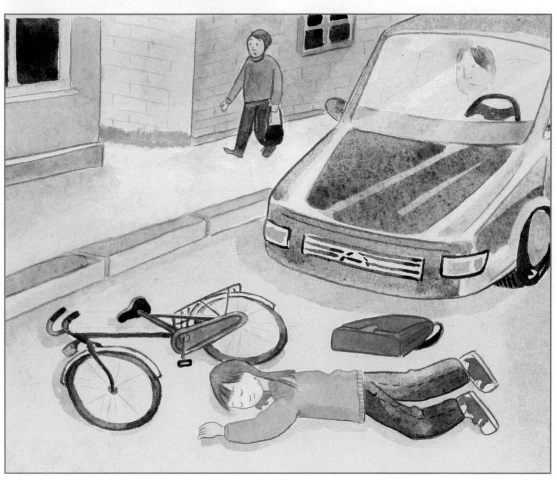

伤口愈合

如果你的手指被割破了，皮肤上会留下伤口。细菌会通过这个伤口进入人体。这时你要做好防护，避免伤口感染。

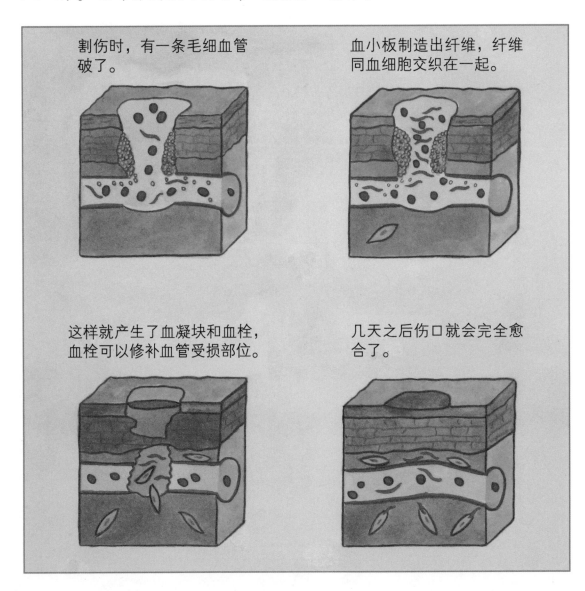

割伤时，有一条毛细血管破了。

血小板制造出纤维，纤维同血细胞交织在一起。

这样就产生了血凝块和血栓，血栓可以修补血管受损部位。

几天之后伤口就会完全愈合了。

小伤口止血很快。血小板制造出纤维，纤维同血细胞交织在一起，血液因此凝结成块。伤口表面会凝结血痂，愈合后自动脱落。

如果你想了解受伤时伤口应该如何处理的话，需要去上急救课程。在那里你会学到，伤口是如何被包扎的。

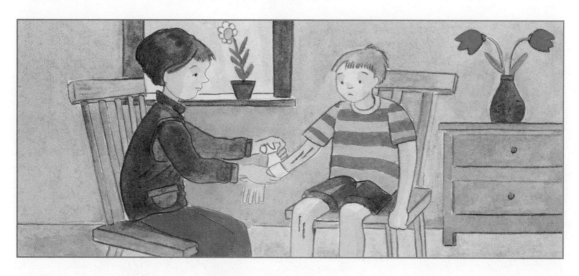

在处理较大的伤口时，首先要用清水将伤口清洗干净。如果有喷雾剂的话，可以往伤口上喷几下。然后将伤口用纱布包裹起来，纱布必须经过灭菌消毒。图中的伤者正在接受包扎。

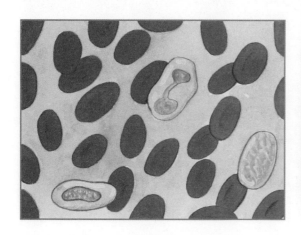

白细胞的形状大约是红细胞的两倍大，它可以吞噬病原体。

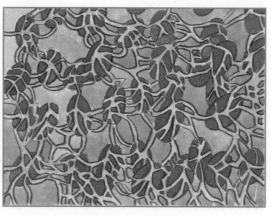

显微镜下的血凝块：你可以看到血细胞和纤维组织交织成网。

毒品可以使人上瘾。即使是微量的烟草、酒精，或者鸦片、海洛因、迷幻剂这类毒品都会对儿童造成伤害。

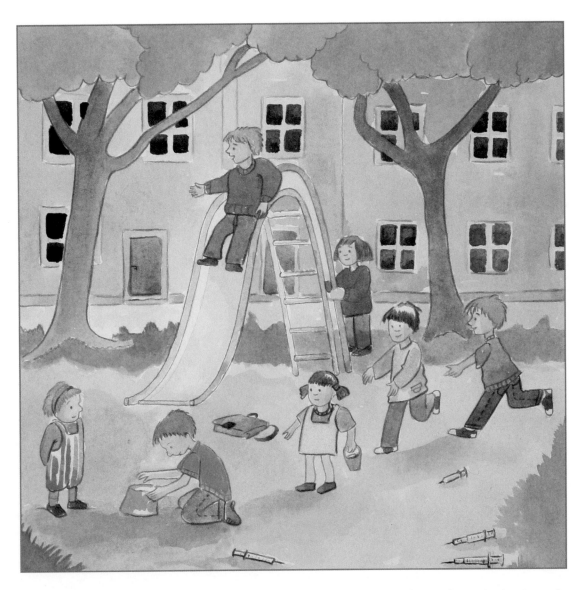

海洛因有麻醉功效。在医生知晓海洛因会使人上瘾之前，海洛因一直被当作止痛药使用。

毒品对于儿童和青少年的危害要远远大于成人，这是因为儿童和青少年还处在发育阶段。

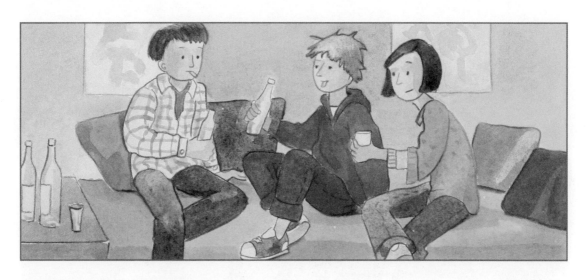

有些青少年会去喝酒，他们自认为这是成熟和勇敢的表现。酒精使人迷醉。每次醉酒都会导致大脑内成千上万的细胞死亡。除此之外，喝酒还会对肝脏造成伤害。

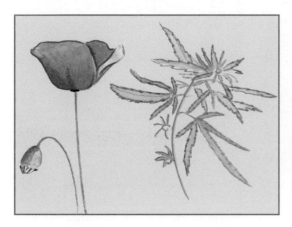

鸦片源于罂粟。而大麻麻醉剂提取于大麻的树脂。

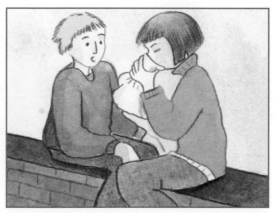

胶黏剂的气味会使人头脑昏沉，同时对大脑造成一定的损伤。此外胶黏剂对眼睛有刺激作用，导致人看不清事物。

当病原体入侵人体时，传染病就爆发了。麻疹、流感和败血症都属于传染病。

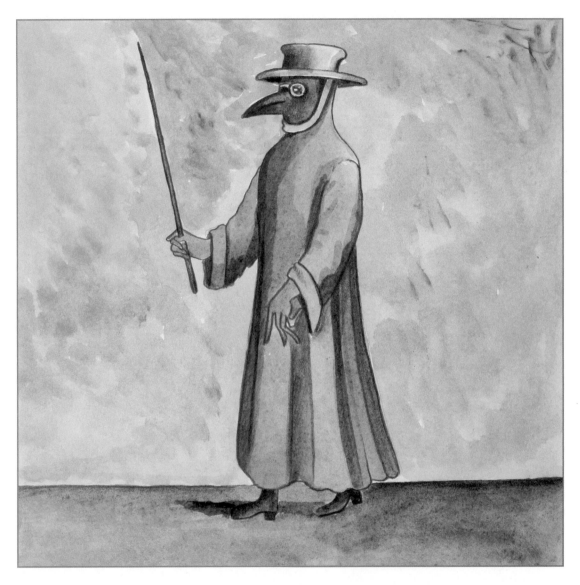

瘟疫是一种传染病。中世纪一场持续 4 年之久的瘟疫导致欧洲四分之一的人死亡。医生为了防止自己染病，会佩戴内含消毒物质的面具。

当你很健康、很强壮的时候，你的体内会产生抗体。抗体可以帮助你抵御外来病菌，并使其变得不具伤害性。

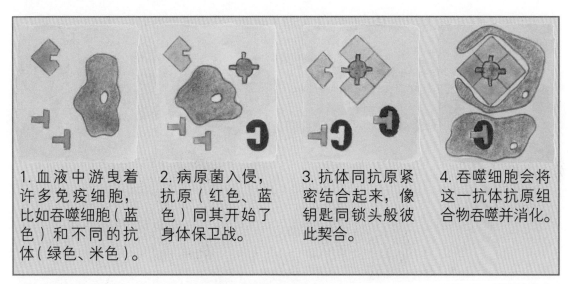

1. 血液中游曳着许多免疫细胞，比如吞噬细胞（蓝色）和不同的抗体（绿色、米色）。

2. 病原菌入侵，抗原（红色、蓝色）同其开始了身体保卫战。

3. 抗体同抗原紧密结合起来，像钥匙同锁头般彼此契合。

4. 吞噬细胞会将这一抗体抗原组合物吞噬并消化。

在你生病之前，大部分病菌会同你的身体内部细胞作斗争，因此有时你会发烧。这说明你的身体正在快速地生产抗体。

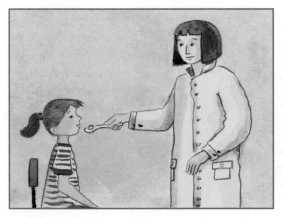

目前，针对一些类似小儿麻痹症的传染病采取的办法是预防接种。

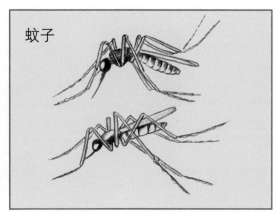

蚊子

有些传染病是通过动物传播的。比如说疟疾这种传染病就是通过蚊子来传播的。

看医生

医生在大学期间就已经学习很多相关的人体知识了。因此，当你生病的时候，医生一般可以很快找到病因。

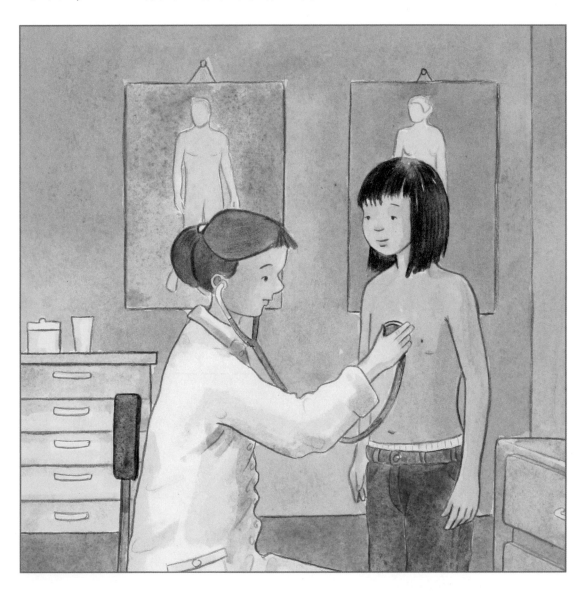

为了准确了解你究竟得了哪种疾病，医生会让你说出身体的不适之处。有时医生会为病人听诊，病人需要验血或是化验排泄物。

有时，医生也必须先了解病人的体内状况。为了确保这一点，你需要做 X 光片检查或超声波检查。

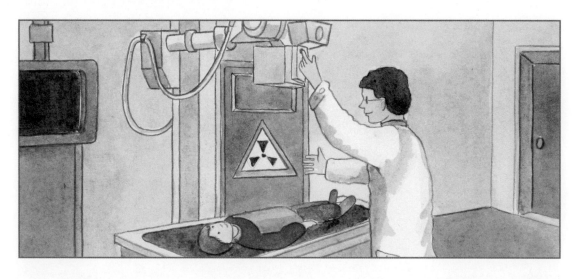

X 光机将电磁波送入人体内，然后拍照。拍出的照片仅能看到软骨和骨头。在拍 X 光片时，身体剩余部分都要用防护服加以保护。

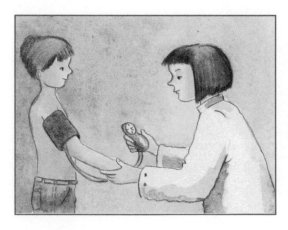

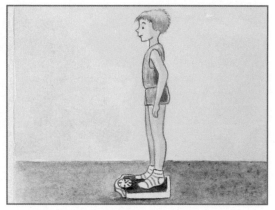

在测量血压时，医生可以听到你体内的血液是在怎样的压力作用下流经全身的。

当你体型过胖或过瘦时，医生会给你建议，如何进行合理膳食。

外科医生

有些疾病人们无法从外部医治，必须对身体内部的病变器官进行手术。

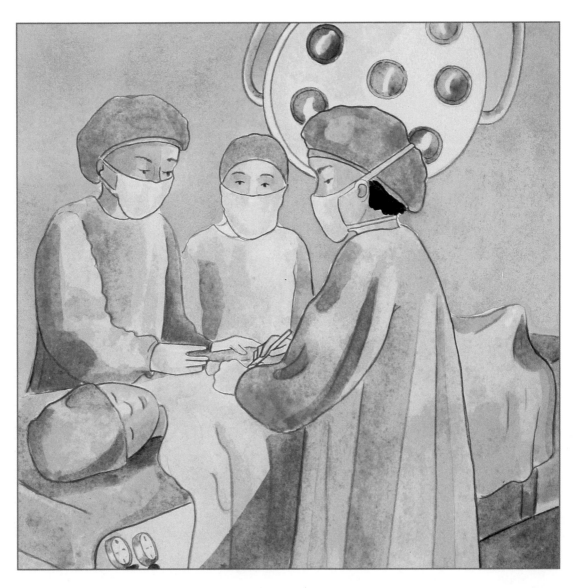

手术室里护士与外科医生在外科手术时需要借助手术器械。这些器械都是经过清洗消毒的。手术前医生和护士必须将手消毒。此外还需面戴口罩、身着消过毒的手术衣。

大型手术会由一个完整的医疗团队负责手术事宜。麻醉师负责监测患者心跳、呼吸和睡眠情况。

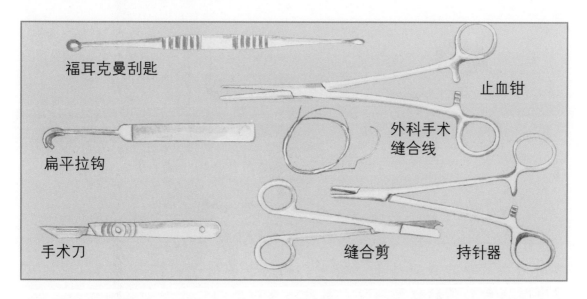

福耳克曼刮匙

止血钳

外科手术
缝合线

扁平拉钩

手术刀

缝合剪

持针器

外科手术要在身体上开个口子。如今的外科手术刀口不会太大。手术室里要保持绝对清洁。手术前医生会给患者麻醉，这样患者就感觉不到疼痛了。

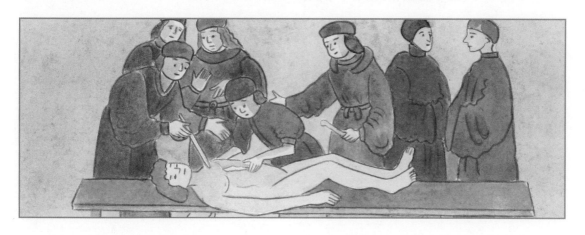

上图是古时候的手术照片。现如今的手术安全性要比以前高出很多。尤其是在麻醉方面有了很大改进。儿童用的麻醉药剂同成人不同，剂量也要比成人少很多。

牙医

即使你的牙齿不疼，也要保证每年去看两次牙医。

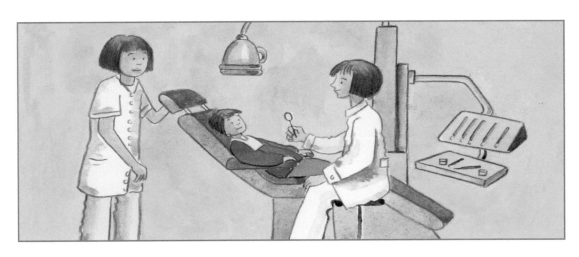

戴上围兜，坐在牙科椅上。医生会向后调节椅子的倾斜度，以便他可以清楚地看到你的口腔内部。同时还有耀眼的灯光照射在椅子的上方。

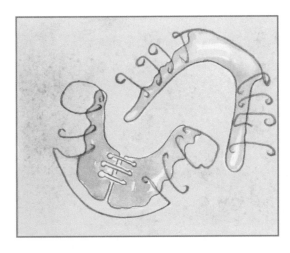

如果你的牙齿咬合关系不好，那么就需要戴上牙齿矫治器加以矫正。

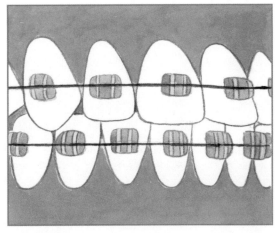

在戴上固定矫治器之前，你需要全面清理牙齿，因为许多食物残渣会滞留在牙齿表面。

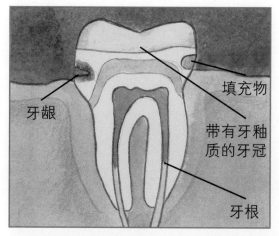

填充物

牙龈

带有牙釉质的牙冠

牙根

致龋细菌产生的酸性物质腐蚀了牙齿，导致龋洞的产生。牙医将龋洞钻空清理后须重新用材料加以填充。

为了给口腔内的钻头降温，医生在钻孔期间要用水使其冷却。

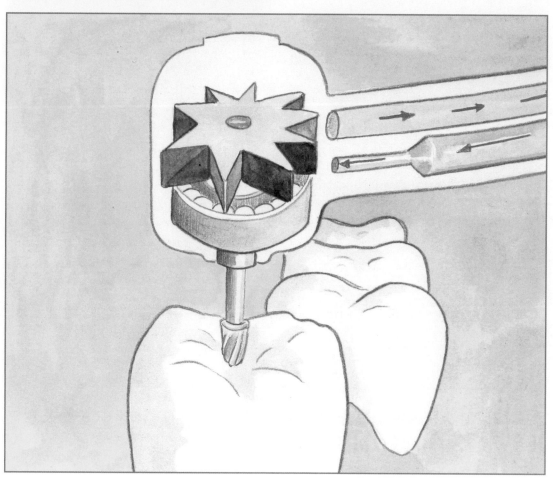

口腔卫生

人的一生有两副牙齿，第一副是乳牙，第二副是恒牙。

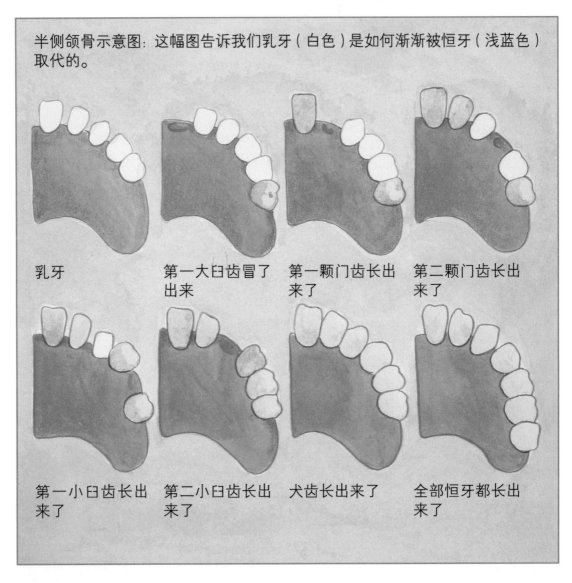

半侧颌骨示意图：这幅图告诉我们乳牙（白色）是如何渐渐被恒牙（浅蓝色）取代的。

乳牙

第一大臼齿冒了出来

第一颗门齿长出来了

第二颗门齿长出来了

第一小臼齿长出来了

第二小臼齿长出来了

犬齿长出来了

全部恒牙都长出来了

在你六岁时，乳牙就开始被更大的恒牙取代。这些恒牙一直都长在颌骨里并不断向上萌生。乳牙共有20颗，恒牙最多可达32颗。

如果你经常生吃水果和蔬菜，少吃甜食，并且饭后刷牙的话，你的牙就不会出现龋洞了。

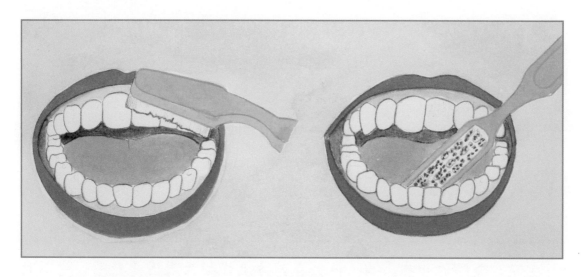

为了保证牙龈的健康，你必须每天刷牙。而且牙齿的里外都要刷到，这一点非常重要。每次刷牙需要3分钟左右的时间。

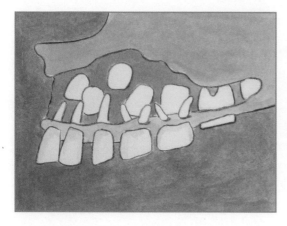

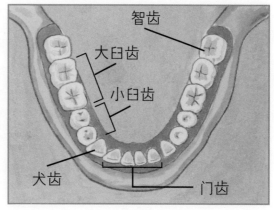

第一颗乳牙大约在孩子出生六个月时萌出。孩子两岁时乳牙会全部萌出。

牙齿分为不同的种类：门齿用于咬断食物，大臼齿用于磨碎食物。

医生的治疗方法

在病情确诊后，医生就会尝试寻找最好的治疗方法来使你重新恢复健康。

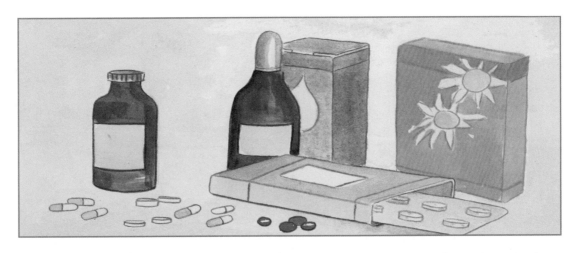

医生经常会给你开些药品。他会在药方上详细注明用药数量、吃药时间以及用药天数。你必须谨遵医嘱，因为有些药品用量过多或过少都会对人体造成伤害。

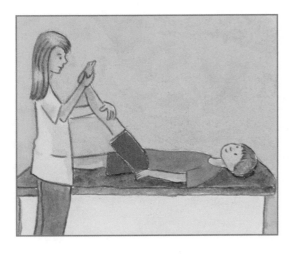

女护理员们知道许多锻炼办法。

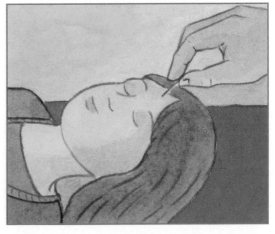

针灸治疗是一种亚洲治疗疾病的方法，治疗过程中皮肤会被扎上细小的针。

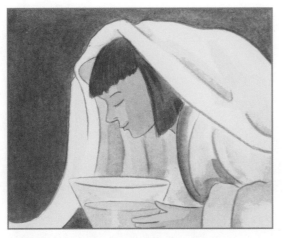

熏鼻对于治疗呼吸道疾病有一定效果。吸入香油后你会感到呼吸变得更加顺畅了。

对于疾病的治疗方法不断地被改进。如今再没有医生会用下图中这样的听诊器了。

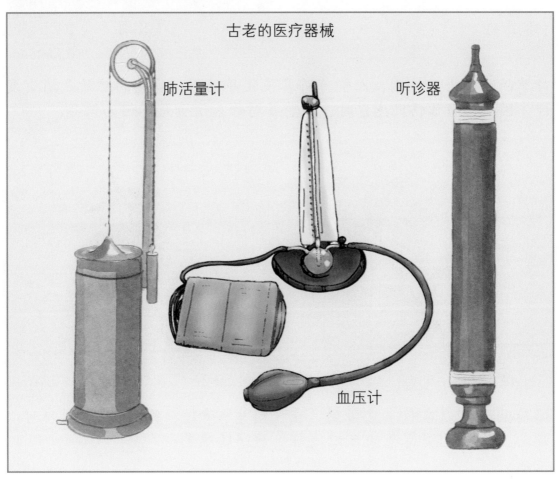

古老的医疗器械

肺活量计

听诊器

血压计

117

中草药

几百年前人们就已经知道，草药中含有可治愈疾病的物质。

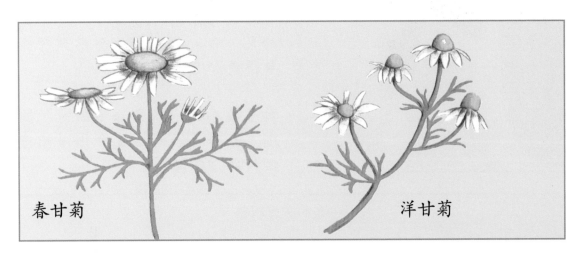

春甘菊   洋甘菊

甘菊的味道十分特别，人们可将其采收并晒干。甘菊的功效是消炎发汗。因此，当你伤风感冒时，甘菊茶对你来说会是不错的饮品。

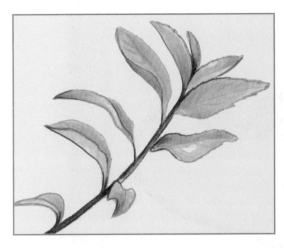

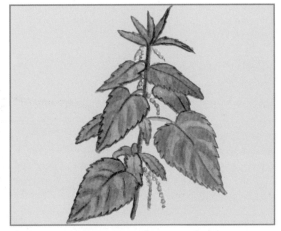

薄荷油也可以在超市里买到。在额头上涂抹几滴薄荷油可以减轻头痛。

用盐水煮过、黄油炖过的荨麻可以缓解膀胱炎。

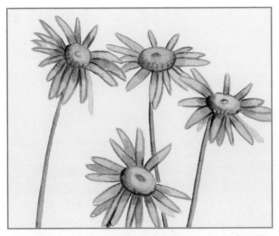

山金车花软膏对于治疗青紫、瘀伤、风湿以及肌肉酸痛有一定疗效。

鼠尾草茶对治疗口腔炎症有疗效。如果你消化不良的话也可以饮用鼠尾草茶。

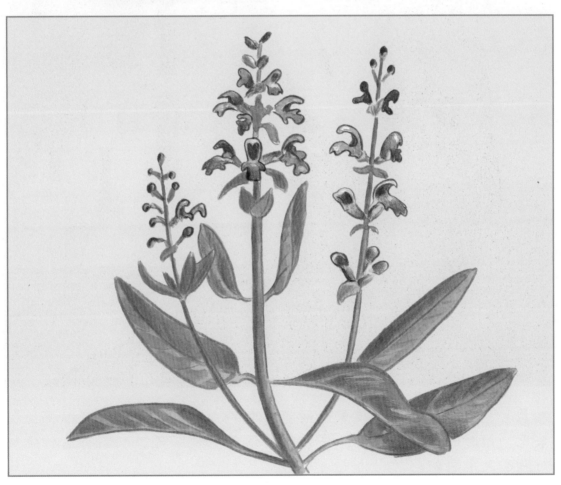

很久之前人们认为生病是鬼神在作怪。所以会通过咒语和舞蹈来驱散恶灵。

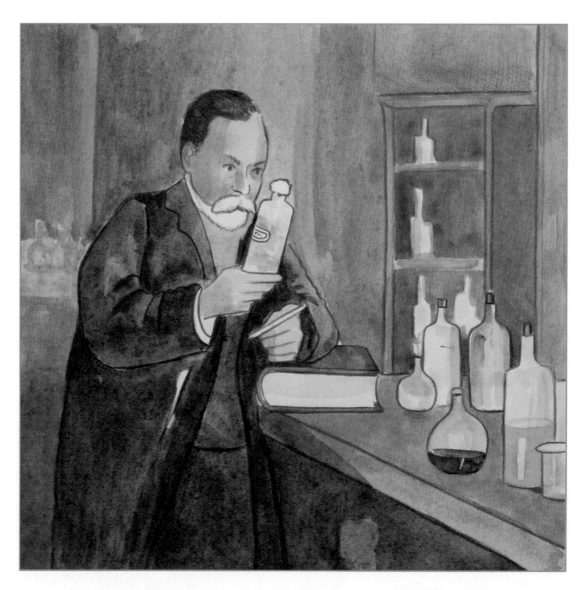

路易·巴斯德认识到疾病是由细菌引发的，并且通过加热可以将细菌杀死。短时间低温加热后，牛奶内的细菌会被杀死，人们将这种牛奶叫做巴氏杀菌奶。

大约在 2500 年前，医学作为一门关于人与动物的疾病科学就已经发展起来了。

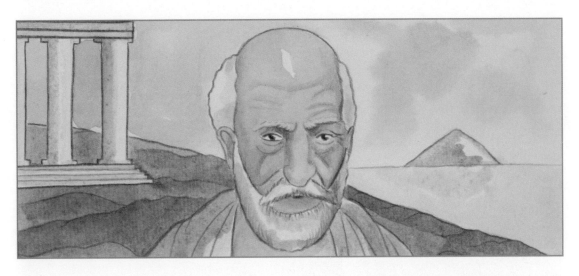

希波克拉底是古时最著名的医生，他发现，通过健康膳食可使人们免遭疾病困扰。他提倡，医者应该仔细观察患者并记录其病情。

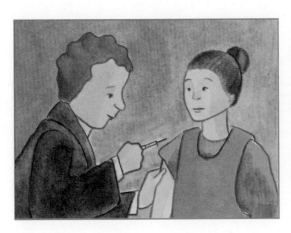

英国医生爱德华·詹纳在 1798 年发现了一种治疗天花的方法，那就是接种疫苗。

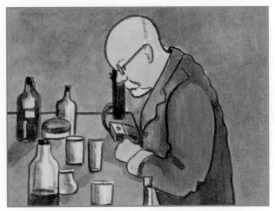

100 多年前罗伯特·科赫医生发现，疟疾是通过细菌传播的。

人类和机器人

很多科幻片中都有人造人的存在，科幻小说中也是如此。

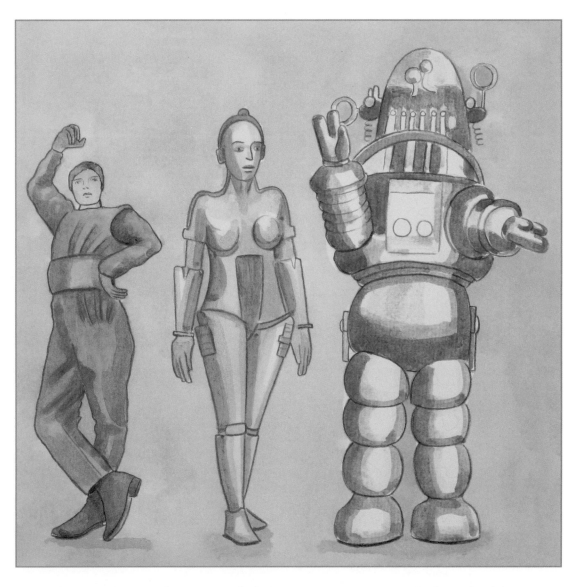

人们永远也造不出有人性和情感的机器人。机器人自身没有繁殖能力。他们没有感情，在出现故障的时候也无法自我治愈。

机器人按照制造者事先制定好的程序来执行各项任务，它们不具备独立的思维能力。

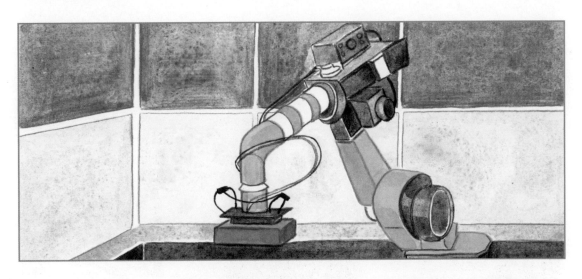

机器人一词第一次出现是在捷克作家卡雷尔·恰佩克的一部戏剧中。他一定想不到，90年后的今天，汽车的生产可以无需人工操作。

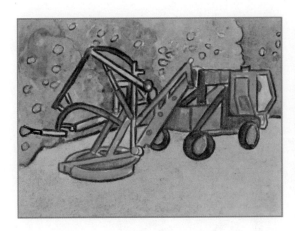

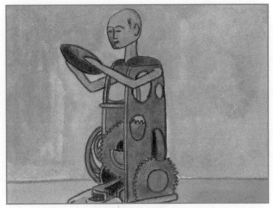

对于某些工作来说，机器人完成得要比人类更快更精确。而且机器人是不用睡觉的。

第一台类人型机器人并非靠电流运转，而是靠其内部的机械运转。

东方出版社精品儿童读物

知道得更多系列

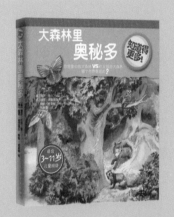

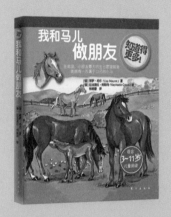

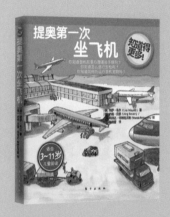

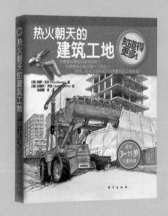

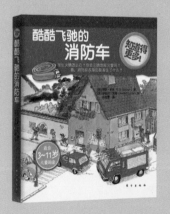

东方出版社精品儿童读物

神奇猜猜系列

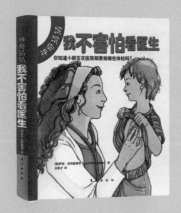

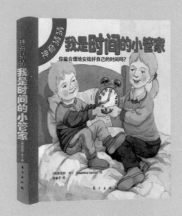

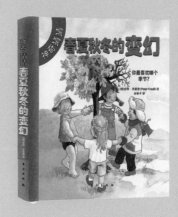

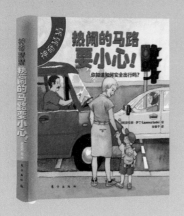

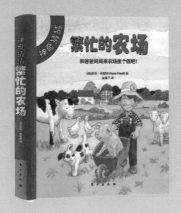

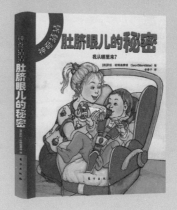

东方出版社精品儿童读物

巨大嚣张的机器系列

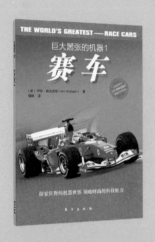

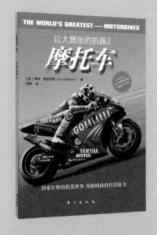

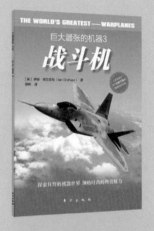

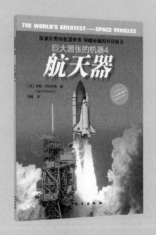

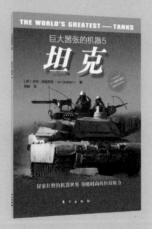

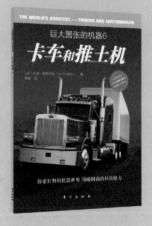